I0787009

Sumário

PREFÁCIO

Este primeiro volume, reúne uma vasta seleção de frases e biografias de grandes pensadores dos últimos séculos. Expressões inspiradoras, irônicas, surpreendentes, sábias e também ácidas.

Esta obra vos ajudará a expandir seus horizontes, analisar e refletir sobre assuntos rotineiros e os mais complexos que nos deparamos em nossas vidas. Através da experiência peculiar de cada autor, poderemos tomar decisões de uma maneira serena e convicta.

Entregue-se nesta profunda sabedoria e mude sua postura, pensamentos e atitudes através de uma leitura simples e agradável.

Tomás de Aquino

Tomás de Aquino (1225-1274) foi um frei católico, filósofo e teólogo italiano da Idade Média, da Ordem Dominicana. Foi canonizado pelo Papa João XXII. É o autor da "Suma Teológica" onde faz uma clara exposição dos princípios do catolicismo.

Tomás de Aquino nasceu no castelo de Roccasecca, em Aquino, no reino da Sicília, no sul da Itália, no ano de 1225. Sua família, de origem nobre se destacou a serviço do imperador da Alemanha, Frederico II.

Seus pais esperavam que o filho continuasse a tradição da família e se tornasse um valioso chefe militar ou um hábil estadista.

Dos 5 aos 10 anos, Tomás de Aquino fez seu curso primário com os monges da vizinha cidade de Monte Cassino. Nessa época, dava mostras de uma inteligência fora do comum.

Em 1239, foi obrigado a voltar ao convívio da família quando os monges foram expulsos pelo imperador.

Depois, foi enviado para a Universidade de Nápoles, onde estudou as artes liberais.

Com 15 anos, Tomás de Aquino decidiu entrar para um convento. Bateu às portas da Ordem dos Dominicanos, ordem que criticava a vida monástica tradicional em favor de uma prática de pregação e ensino.

Considerado muito novo e imaturo, o jovem implorou, suplicou, argumentou e com tamanha convicção acabou sendo acolhido pela ordem.

Ao saber da decisão de Tomás de Quino de entrar para a Ordem dos Dominicanos, seu pai mandou seus fiéis servidores trazê-lo de volta a Roccasecca.

Sabendo do plano, o superior do convento enviou Tomás de Aquino para Paris, mas o jovem foi alcançado pelos emissários do pai, que o manteve prisioneiro na torre do castelo.

No ano seguinte, Tomás de Aquino fugiu e voltou ao convento de Nápoles. Aos 17 anos, pronuncia os votos religiosos e se torna frei Tomás.

Tomás de Aquino tinha escolhido a Ordem dos Dominicanos, pois não desejava ficar trancado em uma cela e afastar-se do mundo, e sim difundir a fé cristã.

Em 1245, resolveu ingressar na Universidade de Paris, um dos grandes centros de estudos teológicos da Idade Média. Depois de quatro anos, virou professor.

Depois de sete anos lecionando e meditando em Paris, Tomás de Aquino começou a elabora sua doutrina cristã, que mais tarde seria aceita pela Igreja e conhecida como "Tomismo".

Inicialmente, Tomás de Aquino reviu a atitude da Igreja face à filosofia de Aristóteles, que era rejeitada como pensador pagão assim como as demais dos pensadores gregos do período antes de Cristo.

Na Idade Média, não fossem os filósofos árabes, como Averróis, que traduziram e difundiram obras de Aristóteles, elas teriam desaparecido.

Mas a interpretação que lhes deu Averróis em seu "Comentário", entrava em choque direto com a doutrina da Igreja, pois negava a Revelação e achava que somente pela razão poderia o homem chegar ao conhecimento de Deus.

Depois dos estudos sobre a filosofia de Aristóteles, Tomás de Aquino chegou às suas conclusões:

Primeira: A filosofia de Aristóteles não era necessariamente pagã pelo mero fato de ter o filósofo nascido antes de Cristo – afinal, os gregos, e principalmente Aristóteles, tinham também uma concepção de Deus.

Segunda: A razão dada ao homem por Deus, não se choca com a fé, se bem utilizada, só pode conduzir à verdade.

Terceira: A revelação divina orienta a razão e a complemente.

As conclusões de Tomás de Aquino foram reunidas na sua principal obra, a "Suma Teológica", escrita com o objetivo de provar que a razão humana não se opõe à fé.

Na Suma Teológica, Tomás de Aquino faz uma clara exposição dos princípios do catolicismo, que foram aceitos pela Igreja e continuam válidos.

Os estudos de Aquino o tornaram célebre mesmo em vida. Em 1261, quando o papa Ubaldo IV instituiu a cátedra de Teologia na Escola Superior da Cúria Pontifícia no Vaticano, confiou-a ao frei Tomás de Aquino. Onze anos mais tarde ele foi convidado para reorganizar a Universidade de Nápoles. Nessa época, o papa

Clemente IV propôs sua nomeação para arcebispo de Nápoles, mas o convite foi negado, ele preferiu continuar como frei dominicano e dedicar-se a seus estudos.

Em 1274, em viagem para participar do II Concílio de Lyon, na França, cujo objetivo era remediar a cisão entre as igrejas grega e romana, Tomás de Aquino adoeceu gravemente.

Sabendo que não conseguiria curar-se nem chegar ao seu destino, ele pediu para ser recolhido a um Mosteiro de Fossanova, cidadezinha próxima ao lugar onde nascera.

Tomás de Aquino faleceu em Fossanova, na Itália, no dia 7 de março de 1274. Foi canonizado no dia 18 de julho de 1323, pelo papa João XXII. Foi reconhecido como doutor da Igreja em 1567. É festejado pela Igreja Católica no dia 28 de janeiro, data em que suas relíquias foram transladadas para Toulouse.

A ninguém te mostres muito íntimo, pois familiaridade excessiva gera desprezo.

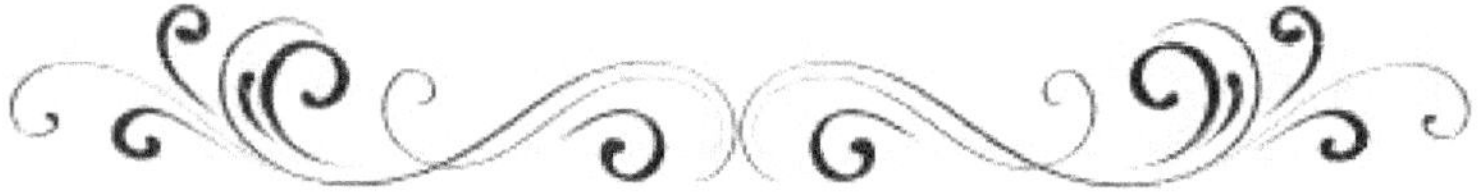

Dê-me, Senhor, agudeza para entender, capacidade para reter, método e faculdade para aprender, sutileza para interpretar, graça e abundância para falar, acerto ao começar, direção ao progredir e perfeição ao concluir...

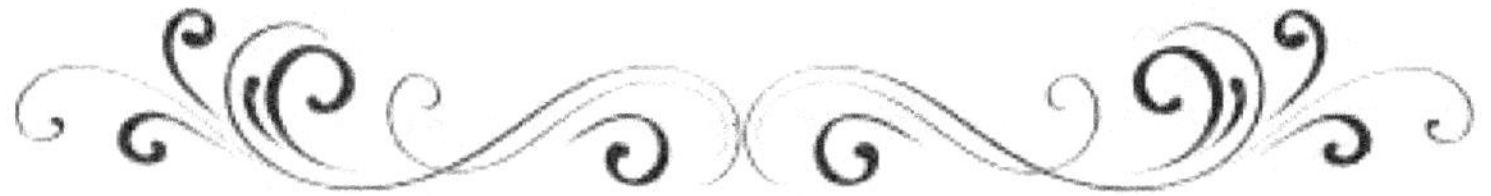

Se a meta principal de um capitão fosse preservar seu barco, ele o conservaria no porto para sempre.

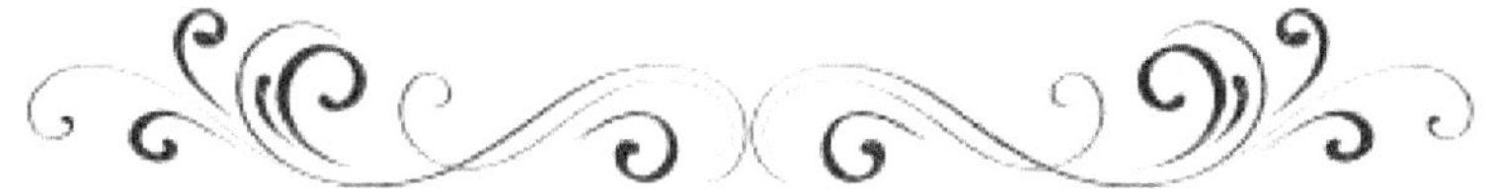

Três coisas são necessárias para a salvação do homem:
Saber o que deve crer, O que deve querer, O que deve
fazer!
Crer em Deus Pai..., Querer a Vida Eterna (Jesus Cristo)
e, Fazer o bem.
O estudo da filosofia não tem por objeto saber o que os
homens pensavam e sim qual é a verdade das coisas.

Ser amigo é amar as mesmas coisas e rejeitar as
mesmas coisas. Não seja amigo de quem odeia o que
você ama.

Toma cuidado com o homem de um só livro

Não se opor ao erro é aprová-lo, não defender a verdade
é negá-la.

Três coisas são necessárias para a salvação do homem:
Saber o que deve crer, O que deve querer, O que deve
fazer!
Crer em Deus Pai..., Querer a Vida Eterna (Jesus Cristo)
e, Fazer o bem.

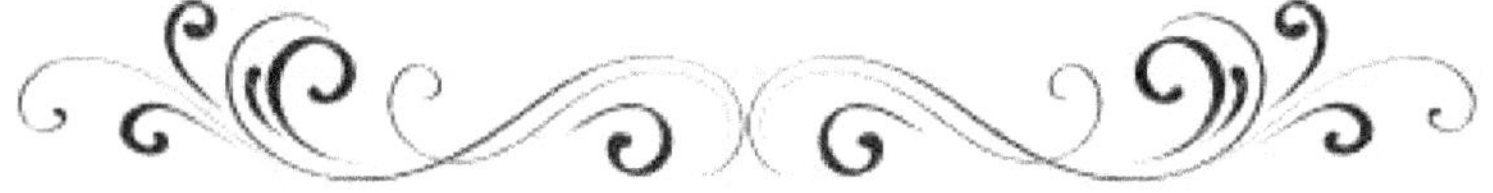

Quem diz verdades perde amizades.

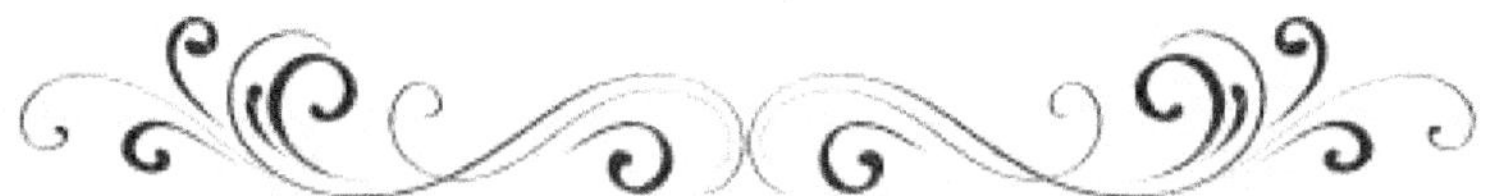

O desordenado amor por si mesmo
é a causa de todos os pecados.

Abomino os pecados, embora ame os pecadores.

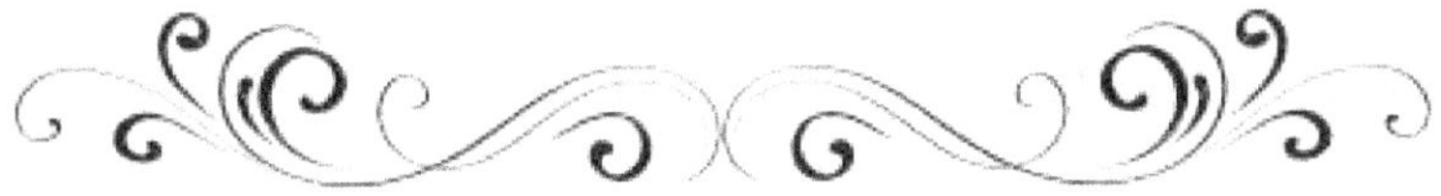

O estudo da filosofia não tem por objeto saber o que os homens pensavam e sim qual é a verdade das coisas.

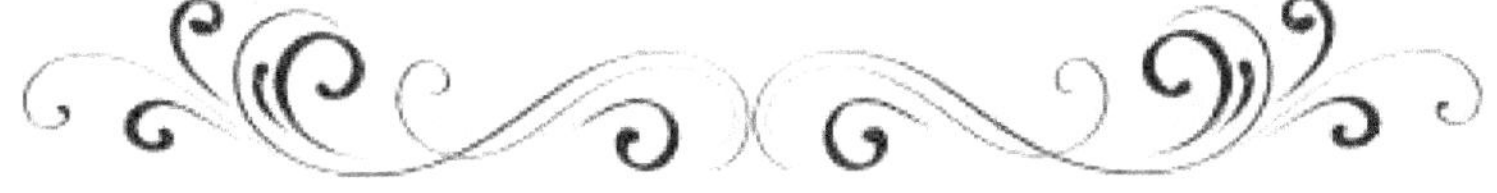

A verdade é a adequação entre a coisa e o intelecto.

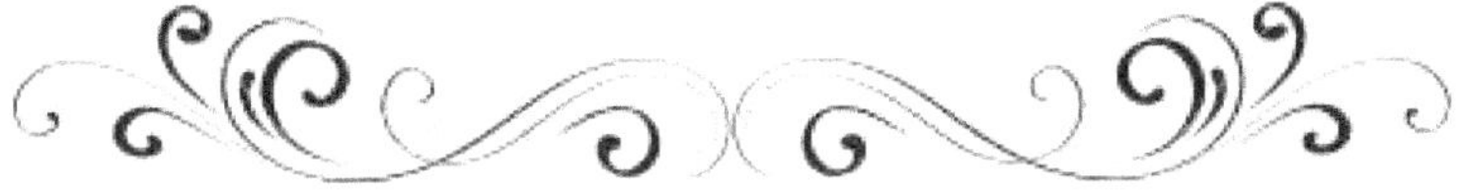

Antoine de Saint-Exupéry

Antoine de Saint Exupéry (1900-1944) foi um escritor, ilustrador e piloto francês, é o autor de um clássico da literatura "O Pequeno Príncipe", escrito em 1943. Entre as suas diversas frases famosas estão: "Só se vê bem com o coração. O essencial é invisível para os olhos" e "Tu te tornas eternamente responsável por aquilo que cativas".

Antoine-Marie-Roger de Saint-Exupéry nasceu em Lyon (França), no dia 29 de junho de 1900. Era o terceiro filho do conde Saint-Exupéry e da condessa Marie Fascolombe, família aristocrática empobrecida. Estudou no colégio jesuíta Notre Dame de Saint Croix e no colégio dos Marianistas, em Friburgo, na Suíça.

Em 1921 ingressou no serviço militar, no Regimento de Aviação de Estrasburgo, após ter sido reprovado para a Escola Naval. Tornou-se piloto civil e subtenente da reserva. Em 1926 foi admitido na Aéropostale, onde começou sua carreira de piloto de linha, voando entre Toulouse, Casablanca e Dacar. Nessa época, publicou seu primeiro livro, O Aviador (1926)

Ajudou a implantar rotas de correio aéreo na África, América do Sul e Atlântico Sul, além de ter sido pioneiro nos voos Paris - Saigon e Nova Iorque - Terra do Fogo. Nessa época, publicou Correio do Sul (1929).

Na década de 30, Exupéry trabalhou como piloto de provas para a Air-France e repórter do Paris- Soir. Em 1931, publicou voo noturno, onde exaltou os primeiros pilotos comerciais que enfrentavam a morte no cumprimento do dever. Registro suas próprias aventuras em "Terra dos Homens" (1939).

Com a invasão dos nazistas na França, Exupéry fugiu para os Estados Unidos. Nesse período, escreveu Carta a Um Refém (1943) e incentivado por editores americanos, que viram sua habilidade como desenhista amador, a fazer uma obra par crianças. Até ali, seus livros falavam de sua paixão profissional: a aviação.

Em 1943, Antoine de Saint-Exupéry escreveu seu livro mais importante O Pequeno Príncipe (1943), uma fábula infantil para adultos, cuja obra é rica em simbolismo, com personagens como a serpente, a rosa, o adulto solitário e a raposa.

O personagem principal do livro vivia sozinho num planeta pequeno, onde existiam três vulcões, dois ativos e um já extinto. Outro personagem representativo é a rosa, cujo orgulho, levou o pequeno príncipe a uma viagem pela terra.

Na viagem, encontrou outros personagens que o levaram ao desvendamento do sentido da vida. A obra foi traduzida no mundo inteiro.

Em 1943, Antoine de Saint-Exupéry voltou para a força aérea no norte da África e tal como o Pequeno Príncipe no final do livro, Saint-Exupéry parece ter apenas desaparecido da terra, morreu em um acidente de avião, durante uma missão de reconhecimento, no dia 31 de julho de 1944, abatido por um caça alemão.

Seu corpo nunca foi encontrado. Em 2004, foram encontrados os destroços do avião que pilotava, a poucos quilômetros da costa de Marselha, na França.

O verdadeiro amor nunca se desgasta. Quanto mais se dá mais se tem.

Tu te tornas eternamente responsável por aquilo que cativas.

O Homem distingue-se dos homens. Nada se diz de essencial acerca da catedral se apenas falarmos das pedras. Nada se diz de essencial a respeito do Homem se procurarmos defini-lo pelas qualidades humanas.

A terra ensina-nos mais acerca de nós próprios do que
todos os livros. Porque ela nos resiste.

Os homens compram tudo pronto nas lojas... Mas como
não há lojas de amigos, os homens não têm amigos.

O progresso do homem não é mais do que uma
descoberta gradual de que as suas perguntas não têm
significado.

Não há uma fatalidade exterior. Mas existe uma fatalidade
interior: há sempre um minuto em que nós descobrimos
vulneráveis; então, os erros atraem-nos como uma
vertigem.

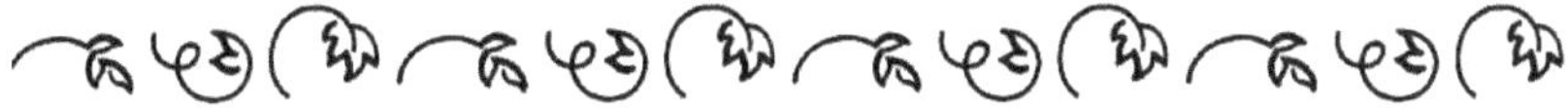

A grandeza da oração reside principalmente no fato de não ter resposta, do que resulta que essa troca não inclui qualquer espécie de comércio.

Sacrifício não significa nem amputação nem penitência. (...) Ele é uma oferta de nós próprios ao Ser a que recorremos.

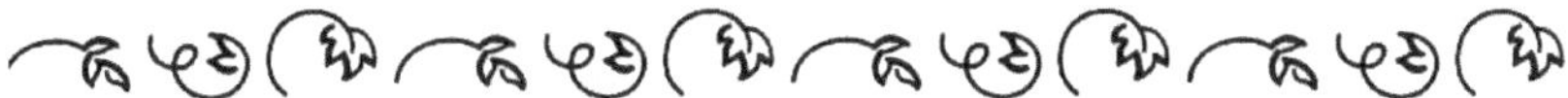

Amar não é olhar um para o outro, é olhar juntos na mesma direção.

A grandeza de uma profissão é talvez, antes de tudo, unir os homens: não há senão um verdadeiro luxo e esse é o das relações humanas.

Ao reencontrar os amigos, todos nós já provamos o
encanto das más lembranças.

É o espírito que conduz o mundo e não a inteligência.

A verdade não é, de modo algum, aquilo que se
demonstra, mas aquilo que se simplifica.

Também somos ricos das nossas misérias.

O que conduz o mundo é o espírito e não a inteligência.

Há vitórias que exaltam, outras que corrompem; derrotas que matam, outras que despertam.

Os regulamentos assemelham-se aos ritos de uma religião, que parecem absurdos, mas moldam os homens.

Amai aqueles em quem mandais. Mas sem lhes dizer nada.

Aqueles que passam por nós não vão sós. Deixam um pouco de si, levam um pouco de nós.

Não confundas o amor com o delírio da posse, que acarreta os piores sofrimentos. Porque, contrariamente à opinião comum, o amor não faz sofrer. O instinto de propriedade, que é o contrário do amor, esse é que faz sofrer. (...) Eu sei assim reconhecer aquele que ama verdadeiramente: é que ele não pode ser prejudicado. O amor verdadeiro começa lá onde não se espera mais nada em troca.

Só conheço uma liberdade, e essa é a liberdade do pensamento.

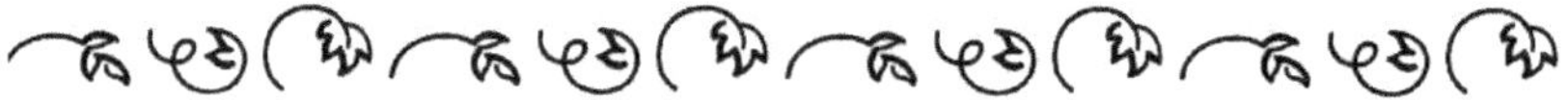

É sempre no meio, no epicentro de nossos problemas que encontramos a serenidade.

Sou um pouco de todos que conheci, um pouco dos lugares que fui, um pouco das saudades que deixei e sou muito das coisas que gostei.

É preciso viver muito tempo para se tornar um homem. Entrelaça-se lentamente a rede das amizades e das ternuras.

Aprende-se lentamente. A obra compõe-se devagar.
É preciso viver muito tempo para que a pessoa se
cumpra.

O futuro não é um lugar onde estamos indo, mas um lugar
que estamos criando. O caminho para ele não é
encontrado, mas construído e o ato de fazê-lo muda tanto
o realizador quando o destino.

Preparar o futuro significa fundamentar o presente.

Quando o mistério é muito impressionante, a gente não
ousa desobedecer.

Um monte de pedras deixa de ser um monte de pedras no momento em que um único homem o contempla, nascendo dentro dele a imagem de uma catedral.

Todas as grandes personagens começaram por serem crianças, mas poucas se recordam disso.

Determinada flor é, em primeiro lugar, uma renúncia a todas as outras flores. E, no entanto, só com esta condição é bela.

Se queres compreender o significado de 'felicidade', deves primeiro entendê-la como recompensa e não como fim.

Ninguém te sacudiu pelos ombros quando ainda era tempo. Agora, a argila de que és feitos já secou e endureceu e nada mais poderá despertar em ti o místico adormecido ou o poeta ou o astrônomo que talvez te habitassem.

Eis o meu segredo. É muito simples: só se vê bem com o coração. O essencial é invisível aos olhos.

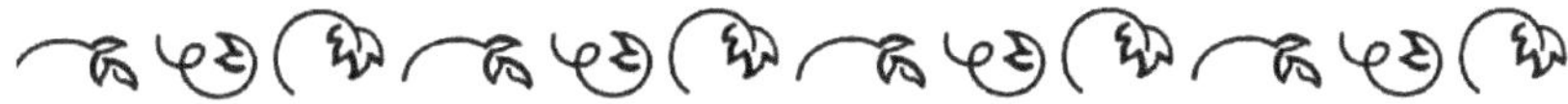

É preciso que eu suporte duas ou três lagartas se eu quiser conhecer as borboletas...

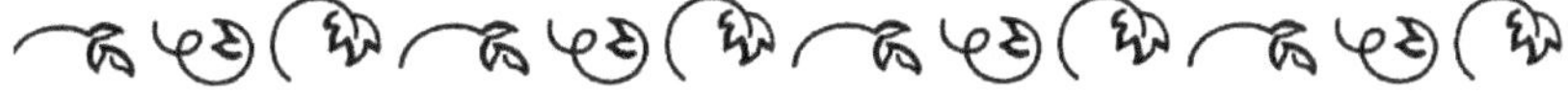

Luís de Camões

Luís de Camões (1524-1580) foi um poeta e soldado português, considerado o maior escritor do período do Classicismo. Além disso, ele é apontado como um dos maiores representantes da literatura mundial.
Autor do poema épico "*Os Lusíadas*", revelou grande sensibilidade para escrever sobre os dramas humanos, sejam amorosos ou existenciais. Pouco se sabe sua vida, portanto, o local e os anos de nascimento e morte ainda são incertos.

Filho de Simão Vaz e Ana de Sá, Luís Vaz de Camões nasceu em Lisboa por volta de 1524. Provavelmente teve uma boa e sólida educação, na qual aprendeu sobre história, línguas e literatura.

Estudos indicam que ele era indisciplinado e que supostamente teria ido à Coimbra para estudar. No entanto, não há registros de que ele tenha sido aluno da Universidade.

Ainda jovem, interessou-se pela literatura iniciando sua carreira literária como um poeta lírico na corte de Dom João III. Muitos historiadores dizem que nesse período Camões teve uma vida muito boêmia. Na altura, também passou por uma desilusão amorosa, momento em que decidiu tornar-se um soldado.

Assim, ingressou no Exército da Coroa Portuguesa em 1547 e, no mesmo ano, embarcou como soldado para a África. Foi ali que Camões perdeu o olho direito.

Em 1552, ele volta a Lisboa e continua com sua vida boêmia e de promiscuidade. No ano seguinte, embarca para as Índias, onde participa de várias expedições militares.

Estudos apontam que ele foi preso tanto em Portugal, quando no Oriente. Foi durante uma de suas prisões que ele escreveu sua obra mais conhecida: *Os Lusíadas.*

Quando retornou a Portugal, resolveu publicar sua obra. No momento, recebeu uma pequena quantia em dinheiro do Rei Dom Sebastião. Muitas vezes incompreendido pela sociedade, Camões se queixou pelo pouco reconhecimento que teve em vida. Foi somente após sua morte que sua obra passou a ser foco das atenções.

Hoje, ele é considerado um dos maiores escritores de língua portuguesa e ainda, um dos maiores representantes da literatura mundial. Seu nome é conhecido em todo o mundo e é usado em diversas praças, avenidas, ruas e instituições.

Camões faleceu dia 10 de junho de 1580 em Lisboa, provavelmente vítima de peste. No final da sua vida, passou por grandes problemas financeiros morrendo pobre e infeliz, uma vez que não teve o reconhecimento que merecia.

O Dia de Portugal é celebrado em 10 de junho em comemoração à data de sua morte.

Os bons vi sempre passar
No mundo graves tormentos;
E para mais me espantar
Os maus vi sempre nadar
Em mar de contentamentos.

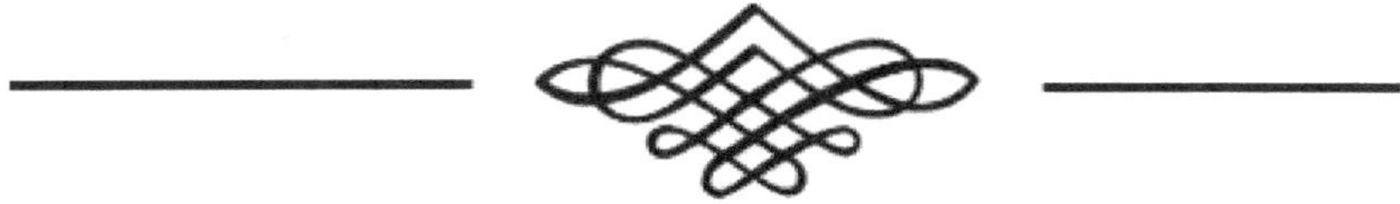

Ah o amor... que nasce não sei onde, vem não sei como,
e dói não sei porquê.

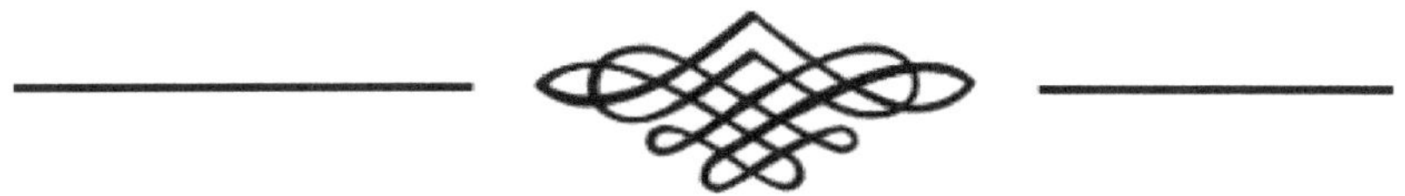

(...) Que dias há que na alma me tem posto
Um não sei quê, que nasce não sei onde,
Vem não sei como, e dói não sei porquê.

A Morte, que dá vida o nó desata,
os nós, que dá o Amor, cortar quisera
na Ausência, que é contra ele espada fera,
e com o Tempo, que tudo desbarata.

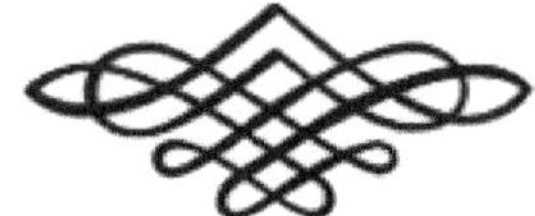

A verdadeira afeição na longa ausência se prova.

Mudam-se os tempos, mudam-se as vontades,
Muda-se o ser, muda-se a confiança;
Todo o mundo é composto de mudança,
Tomando sempre novas qualidades.

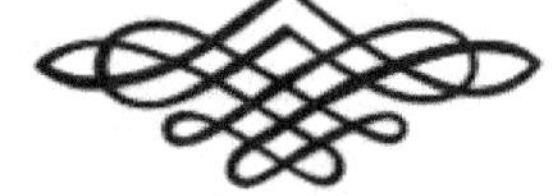

Estando em terra, chego ao Céu voando;
Numa hora acho mil anos, e é de jeito
que em mil anos não posso achar uma hora.

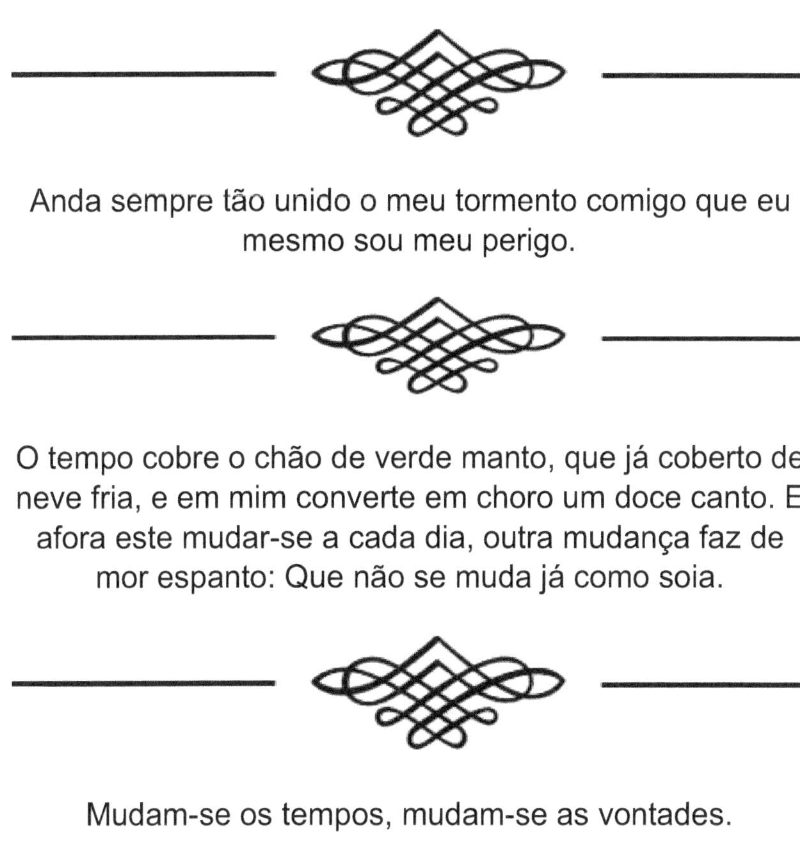

Anda sempre tão unido o meu tormento comigo que eu mesmo sou meu perigo.

O tempo cobre o chão de verde manto, que já coberto de neve fria, e em mim converte em choro um doce canto. E afora este mudar-se a cada dia, outra mudança faz de mor espanto: Que não se muda já como soia.

Mudam-se os tempos, mudam-se as vontades.

Verdadeiro valor não dão à gente;
Essas honras vãs, esse ouro puro
melhor é merecê-los sem os ter
que os possuir sem os merecer.

Prometeis, e não cumpris?
Pois sem cumprir, tudo é nada.
Não sois bem aconselhada;
que quem promete, se mente,
o que perde não o sente.

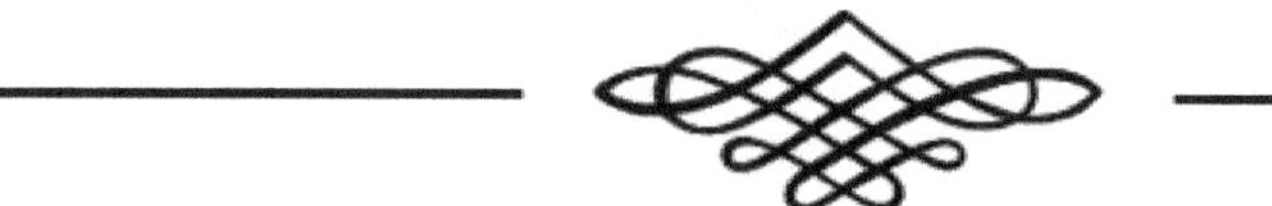

Amor é fogo que arde sem se ver. É ferida que dói e não
se sente.

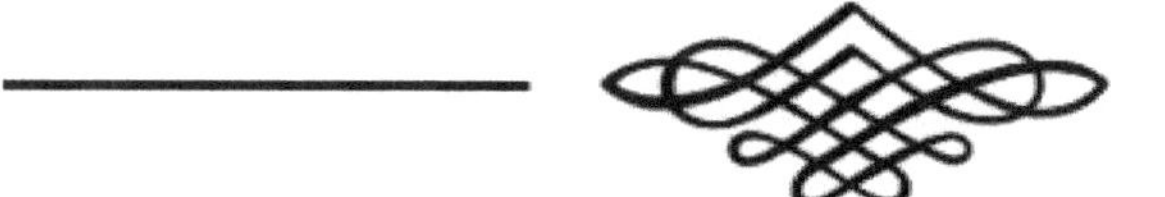

Amar e saber amar... amar com o coração e não com a
cabeça.

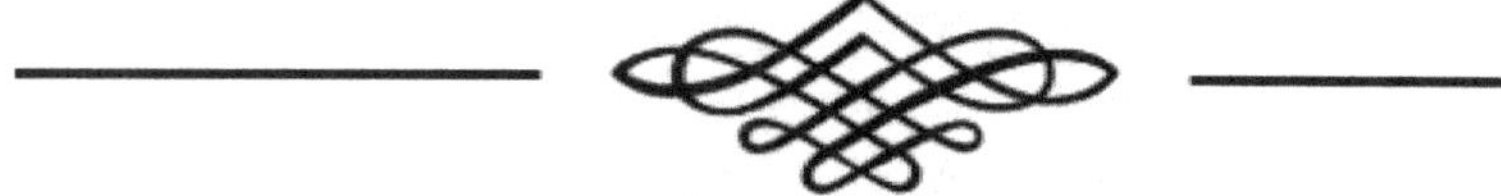

Amar é um cuidar que se ganha em se perder.

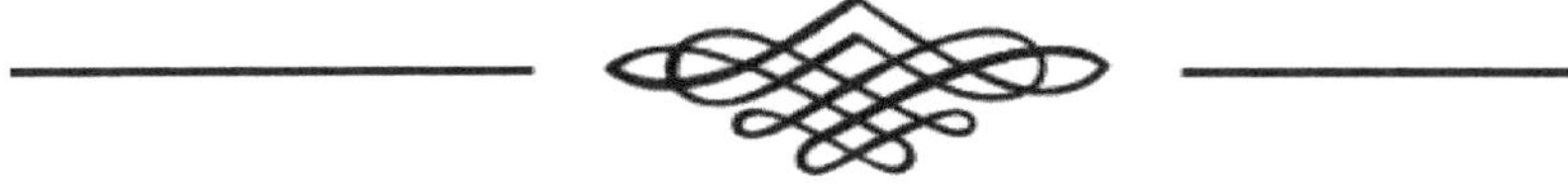

Tu es a cativa que me tens cativo

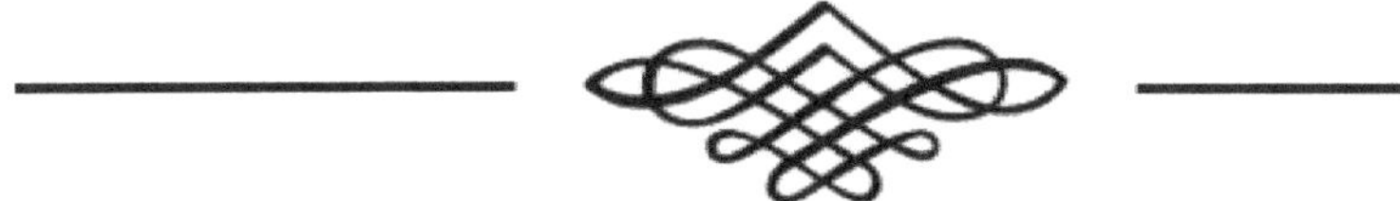

Inimiga não há, tão dura e fera,
como a virtude falsa da sincera.

Pouco sabe da tristeza quem, sem remédio para ela, diz
ao triste que se alegre; pois não vê que alheios
contentamentos a um coração descontente, não lhe
remediando o que sente, lhe dobram o que padece.

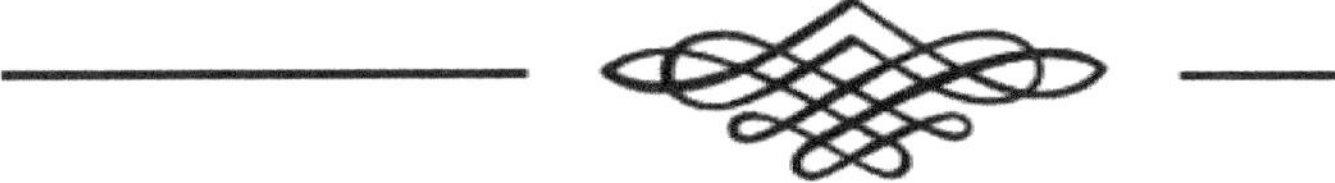

No mundo não tem boa sorte, senão quem teve por boa a que tem.

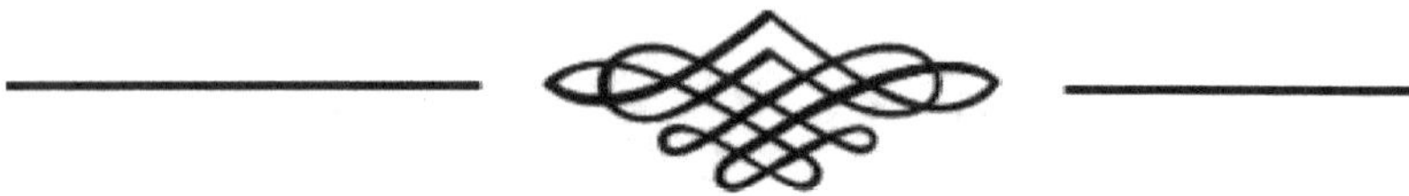

Feliz daquele que no livro da alma não tem páginas escritas.

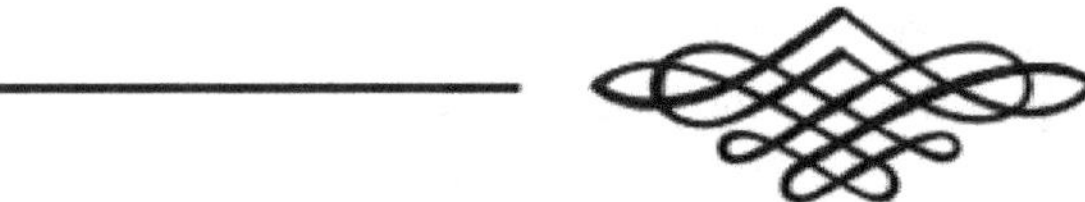

Baruch de Espinosa

Baruch ou **Benedictus de Spinoza** nasceu no dia 24 de novembro de 1632, na cidade de Amsterdã, na Holanda. Ele foi gerado no âmbito de uma família de judeus, de origem portuguesa. Seus familiares vinham há algum tempo fugindo das garras da Inquisição. Ele era filho de um rico comerciante. Posteriormente viria a se tornar um dos maiores pensadores racionalistas do século XVII, no interior da Filosofia Moderna.

Pesquisador atento dos textos bíblicos, do Talmude – texto fundamental dos rabinos – e de obras essenciais da cultura hebraica, Spinoza investigava igualmente os escritos de grandes filósofos ocidentais, como Sócrates, Platão, Aristóteles, entre outros. Ele lançou, em 1663, o livro Princípios da Filosofia de Descartes, endereçado particularmente a um jovem adepto de seu pensamento.

No contexto da sociedade holandesa imperava a intolerância, ameaçando as relações com a alteridade. Assim sendo, o filósofo protelou a publicação de seu clássico "Ética", lançando o Tratado Teológico-Político sem assumir publicamente sua autoria, em 1670. Durante algum tempo, de 1654 a 1656, ele trabalhou à frente dos negócios familiares. Neste ano, porém, ele foi excomungado na Sinagoga Portuguesa de Amsterdã, sob a alegação de ter cometido heresia.

Spinoza acreditava que Deus era a engrenagem que movia o Universo, e que os textos bíblicos nada mais eram que símbolos, os quais dispensam qualquer abordagem racional. De acordo com sua visão, os textos aí contidos não traduzem a realidade que envolve o Criador e sua criação. Na esfera da sociedade protestante que dominava esta região não havia espaço para um pensamento considerado herético, portanto os líderes judeus, recebidos com clemência por estes religiosos, não podiam tolerar uma atitude que investia contra os próprios alicerces do Cristianismo.

Depois da excomunhão, Spinoza parte para Leyden e depois se fixa em Haia, trabalhando aí como polidor de lentes. Ele se torna conhecido pelas concepções que defende sobre a Divindade, principalmente pelos conceitos de Deus, natureza naturante, e de monismo neutro. Sua obra-prima, Ética, também ganha notoriedade por sua construção formal, similar a um tratado de geometria. Este clássico foi publicado postumamente, pois o filósofo procurava evitar novas perseguições.

Em 1673 o monarca francês, Luís 2º, o convidou para residir permanentemente na França, ganhando inclusive uma pensão que lhe permitia sobreviver e a oportunidade de ensinar na Universidade de Heidelberg, mas ele optou por cultivar uma maior autonomia, para que ninguém interferisse em sua produção filosófica.

Spinoza vivia moderadamente, ameaçado constantemente por uma saúde delicada. Em Ética ele expôs genialmente a inteligência divina, procurando demonstrar que o espírito e a matéria seriam apenas algumas qualidades de Deus, entre tantas outras. Atualmente seus postulados ainda inspiram diversos filósofos.

Baruch Spinoza partiu aos quarenta e quatro anos, no dia 21 de fevereiro de 1677, em consequência de uma tuberculose, na cidade de Haia, onde ele vivia junto à família Van den Spyck.

Fontes

http://pt.wikipedia.org/wiki/Bento_de_Espinoza

http://pt.wikipedia.org/wiki/Talmude

http://www.pensador.info/autor/Baruch_Spinoza/biografia/

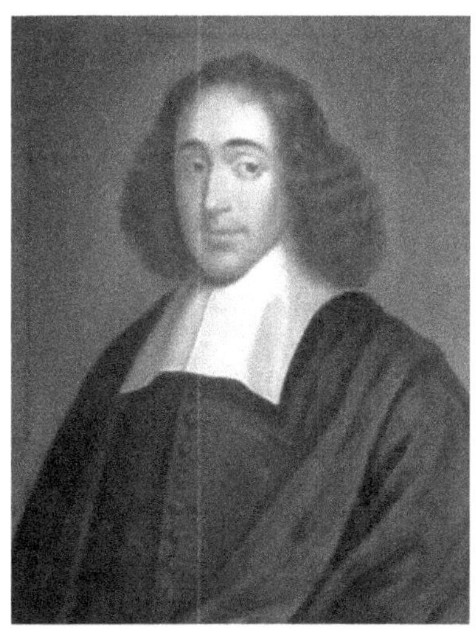

Não chore; não seja indigno. Entenda

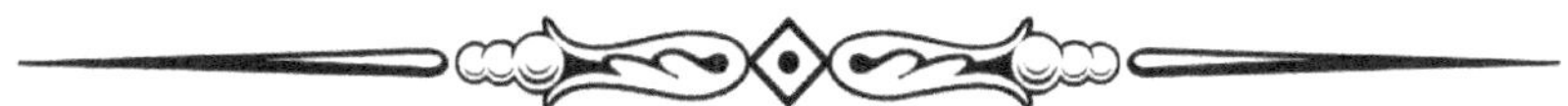

Depois que a experiência ensinou que tudo o que frequentemente ocorre na vida comum é fútil e vão.

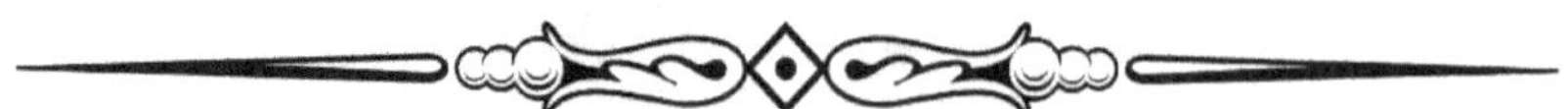

O milagre é o evento excepcional que contraria o decreto eterno de Deus, isto é, as leis da Natureza.

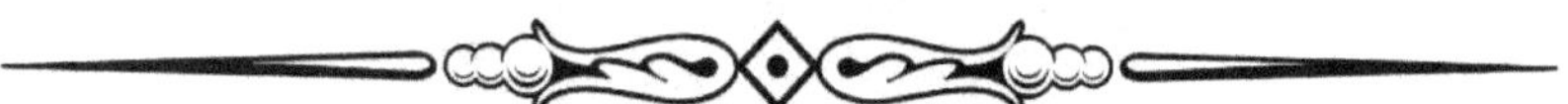

A verdadeira salvação consiste no conhecimento verdadeiro.

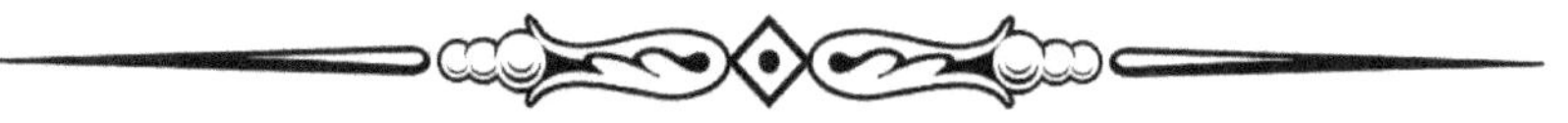

Deus é a própria Natureza.

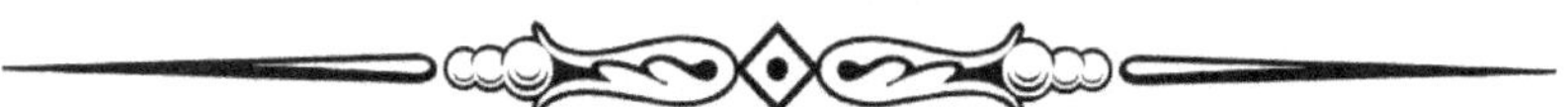

A crença no milagre conduz ao ateísmo e não à fé.

Sentimos e experimentamos que somos eternos.

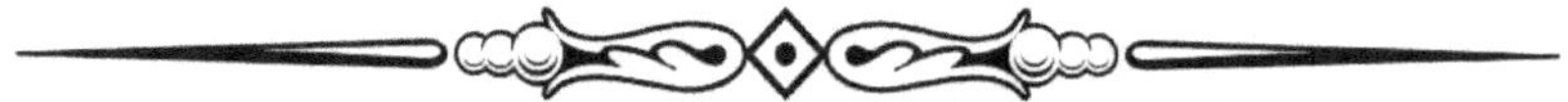

Paz não é a ausência de guerra. É uma virtude, um estado mental, uma disposição para a benevolência, confiança e justiça.

Todo ser é potência e a potencialidade de cada um se desenvolve na relação.

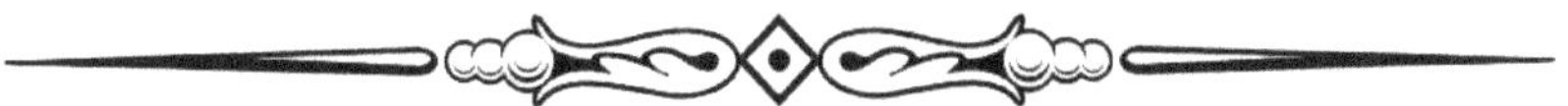

Nada estimo mais entre todas as coisas que não estão em meu poder, do que contrair uma aliança de amizade com homens que amem sinceramente a verdade.

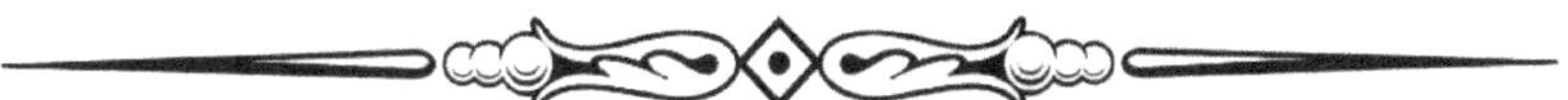

E como as coisas que podem ser imaginadas facilmente são mais agradáveis do que as outras, os homens preferem a ordenação à confusão, como se a ordenação fosse algo que, independentemente da nossa imaginação, existisse na natureza;

Deus é um mecanismo imanente da natureza e do universo. Deus e natureza: dois nomes para a mesma coisa.

Tenho me esforçado a não rir das ações humanas, nem as odiar, nem chorar por elas, mais sim compreende-las.

Deus age somente sob circunstâncias de sua natureza sem ser constrangido por ninguém...

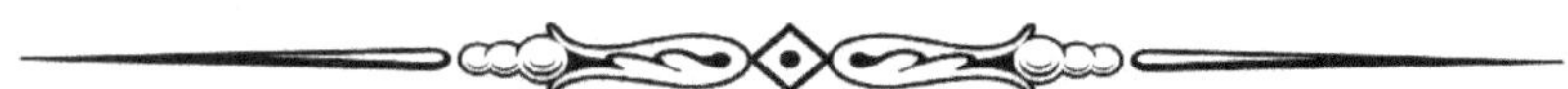

"Não Chore. Não se revolte. Compreenda."

A felicidade não é o prêmio da virtude, mas a própria virtude; e não gozamos dela porque reprimamos os impulsos viciosos, mas pelo contrário, porque gozamos dela, podemos reprimir os impulsos viciosos.

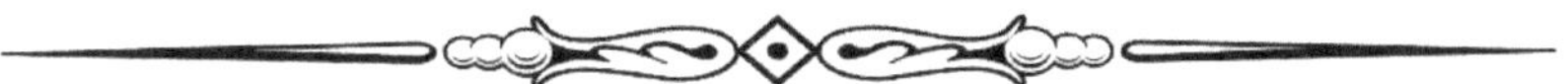

Nós não desejamos as coisas porque elas nos dão prazer, mas elas nos dão prazer porque as desejamos.

Se a mente do homem fosse tão controlada quanto a sua língua, todo rei estaria seguro em seu trono.

O máximo de liberdade que o ser humano pode aspirar é escolher a prisão no qual quer viver!
A liberdade é uma abstração!
Diga-me qual é a sua tribo e eu direi qual é a sua clausura!
Só há liberdade se sua vida for produzida por você mesmo.

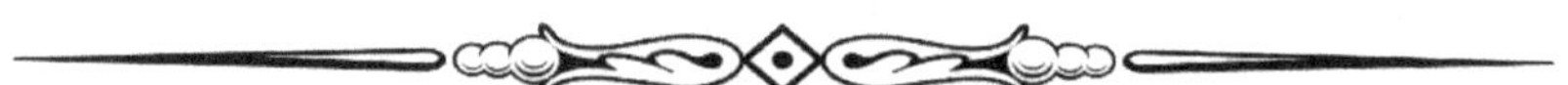

Se o conhecimento estivesse ao alcance da mão e pudesse ser encontrado sem qualquer dificuldade, seria certamente negligenciado. Tudo que é nobre é tão difícil quanto raro.

Não é por julgarmos uma coisa boa que nos esforçamos por ela, que a queremos, que a apetecemos, que a desejamos, mas, ao contrário, é por nos esforçarmos por ela, por querê-la, por apetecê-la, por desejá-la, que a julgamos boa

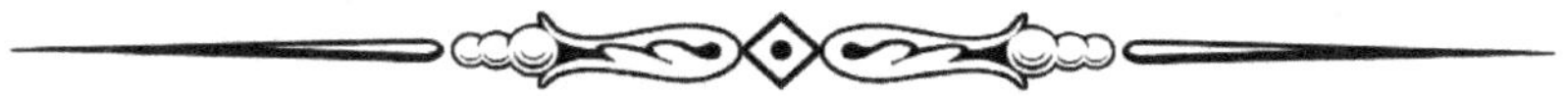

Na mente não há absolutos ou livre arbítrio; a mente é determinada pra desejar isto ou aquilo por uma causa, que foi determinado por outra causa, e esta última por outra causa que antecede, e isto se prolonga pelo infinito. Essa realização nos ensina a não odiar a ninguém, a não desprezar ninguém, a não zombar de ninguém, a não ficar bravo com ninguém e a não invejar ninguém.

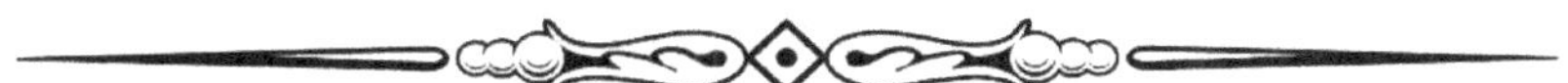

Devemos estabelecer em nós um procedimento tal que nos faça admitir que as coisas sejam como são, nos mínimos detalhes, como tem que ser, são imprescindíveis e obrigatoriamente assim porque tem que ser assim.

A alegria e a tristeza são as principais emoções, a alegria conserva e a tristeza deprecia o ser. O amor e o ódio ocorrem quando a alegria e a tristeza se ligam a algo externo ao sujeito.

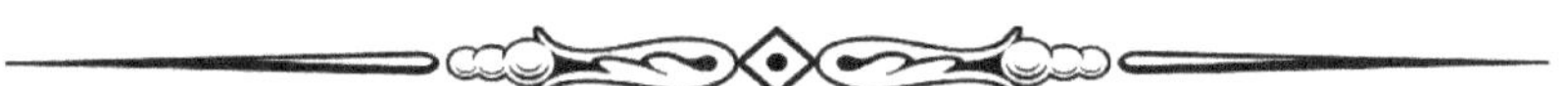

É o medo que cria, mantém e alimenta as superstições.

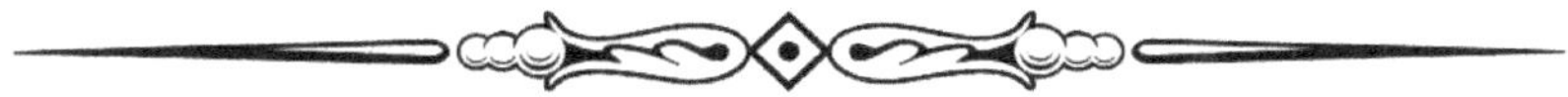

Uma mesma coisa pode ser ao mesmo tempo boa, ruim ou indiferente.

Se o homem tem uma ideia de Deus, Ele deve existir, e o homem tem uma ideia de Deus, portanto...

O limite do prazer é a saúde.

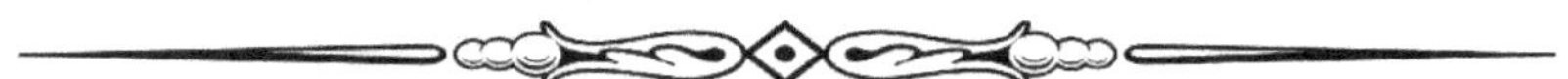

Aquele que tem pouco conhecimento chama de milagre os eventos extraordinários da natureza.

O ignorante é feliz e infeliz da mesma forma que o sábio.

Compreender é o começo do concordar.

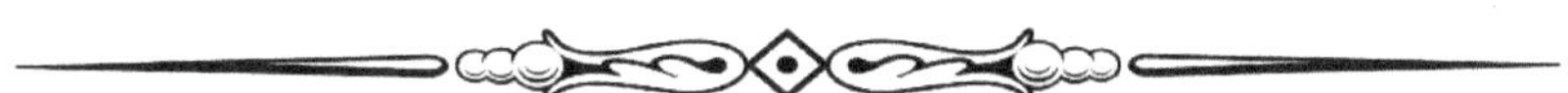

Nós não podemos imaginar Deus, mas somente admiti-lo.

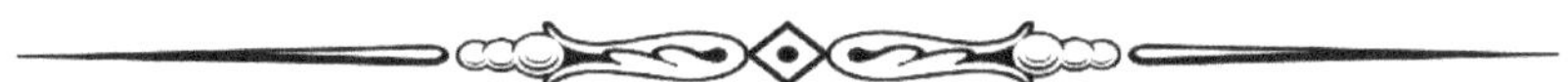

O desejo é a verdadeira essência do homem.

O objetivo da Bíblia é ensinar a obediência.

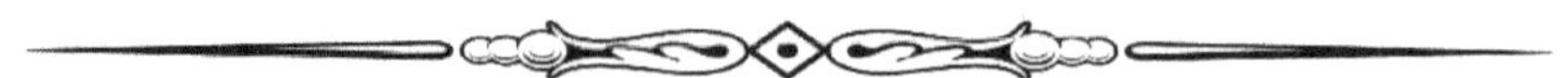

A religião sempre se adaptou ao estado.

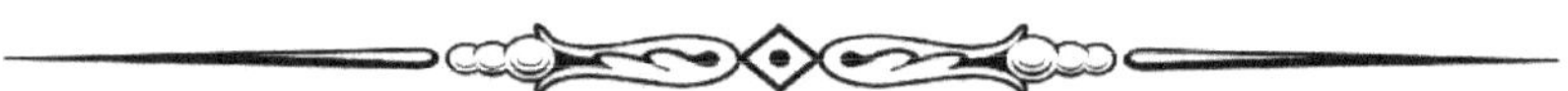

A superstição é o meio mais eficaz de governar

Um entendimento finito não pode compreender um infinito.

Se não quer repetir o passado, estude-o.

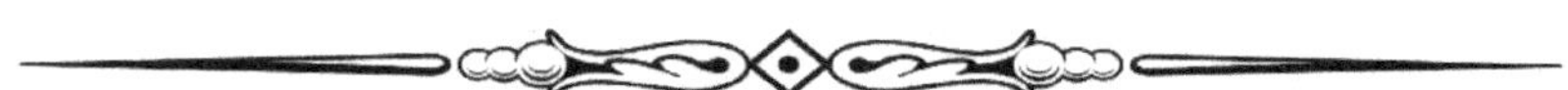

Buscar a igualdade entre os desiguais é um absurdo

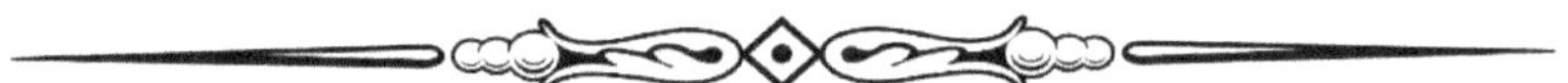

A natureza abomina o vácuo.

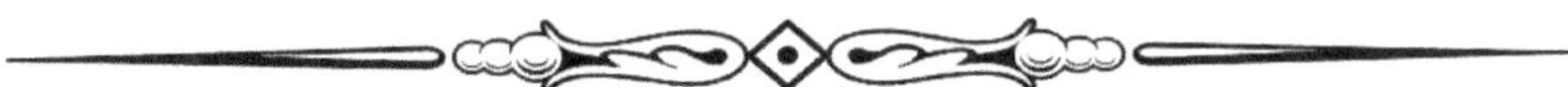

Não existe medo sem esperança nem esperança sem medo.

Tudo pode ser causa de prazer, dor ou desejo.

Adoração é o amor de alguém que admiro.

"Os homens enganam-se quando se acreditam livres;
essa opinião consiste apenas em que eles estão
conscientes das suas ações e ignorantes relativamente às
causas pelas quais são determinadas."

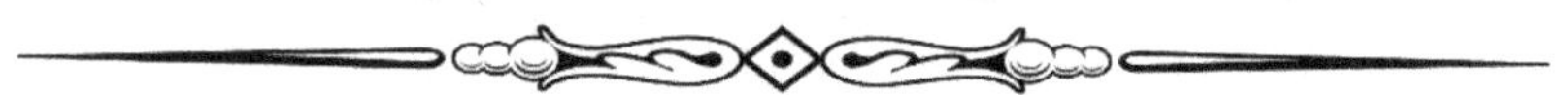

Montesquieu

Charles-Louis de Secondat, barão de La Brède e de
Montesquieu, nasceu no castelo de La Brède, perto de

Bordeaux, França, no dia 18 de janeiro de 1689. Filho de nobres estudou no Colégio Juilly, onde fez sólidos estudos humanísticos.

Com 16 anos, Montesquieu ingressou no curso de Direito da Universidade de Bordeaux. Nessa época, frequentou os círculos da boêmia literária de Paris.

Com a morte de seu pai, Montesquieu herdou o título de Barão de La Brède. Mais tarde, herdou de um tio uma propriedade rural produtora de vinho, que manteve pelo resto da vida, e o título de Barão de Montesquieu.
Seguindo uma tradição familiar, em 1714, tornou-se conselheiro do tribunal provençal de Bordeaux, que presidiu entre 1716 e 1726, quando resolveu conhecer de perto as instituições políticas de outros povos, Montesquieu percorreu numerosos países em viagem de estudos e, atraído pelo modelo político britânico, permaneceu em Londres entre 1729 e 1731.

Montesquieu se tornou célebre com a publicação de "Cartas Persas" (1721), cartas imaginárias de um persa que ao visitado a França teria estranhado os costumes e instituições vigentes.

O livro, espirituoso e irreverente, relativiza os valores de uma civilização pela comparação com os da outra, muito diferentes. Montesquieu satiriza sutilmente as tendências cartesianas da filosofia francesa e o absolutismo do Estado e da Igreja. A obra lhe valeu a entrada na Academia Francesa em 1727.

A filosofia de Montesquieu esta enquadrada no espírito crítico do Iluminismo Francês, com o qual ele compartilha os princípios da tolerância religiosa, a aspiração da liberdade e denuncia as diversas instituições desumanas como a tortura e a escravidão, mas afastou-se do racionalismo abstrato e do método dedutivo de outros filósofos iluministas, para buscar um conhecimento mais concreto, empírico, realista e cético.

Em 1748, Montesquieu publicou sua obra principal "O Espírito das Leis", obra de grande impacto, editada inúmeras vezes e traduzida para outras línguas. Nela,

Montesquieu elabora sua teoria política e o resumo de suas ideias.

Para Montesquieu não existia uma forma de governo ideal que servisse para qualquer povo em qualquer época. Em "O Espírito das Leis" Montesquieu elaborou uma teoria sociológica do governo e da lei, mostrando que a estrutura de ambos depende das condições em que cada povo vive.

Assim, para criar um sistema político estável tinha que ser levado em conta o desenvolvimento econômico-social do país e até determinantes geográficos e climáticos influenciavam decisivamente na forma de governo.

Montesquieu considerava que cada uma das três formas de governo era baseada por um princípio: a democracia baseia-se na virtude, a monarquia na honra e o despotismo no medo.

Ao rejeitar o despotismo, afirmava que a democracia sé era viável em repúblicas de pequenas dimensões territoriais, decidindo-se em favor da monarquia constitucional.

Sua contribuição mais conhecida foi a "Doutrina dos três poderes", baseada em Locke, em que defendia a divisão da autoridade governamental em três setores fundamentais: o executivo, o legislativo e o judiciário, cada um independente e fiscal dos outros dois.

Montesquieu faleceu em Paris, França, no dia 10 de fevereiro de 1755.

As teorias de Montesquieu exerceram profunda influência no pensamento político moderno. Inspiraram a Constituição dos Estados Unidos, de 1787, que substituiu a monarquia constitucional pelo presidencialismo, e exerceu uma influência decisiva sobre os liberais que levaram à Revolução Francesa de 1789, e a construção posterior de regimes constitucionais em toda a Europa.

Montesquieu foi um dos 130 colaboradores da Enciclopédia, obra monumental dividida em 17 volumes de responsabilidade dos filósofos Diderot e D'Alembert.

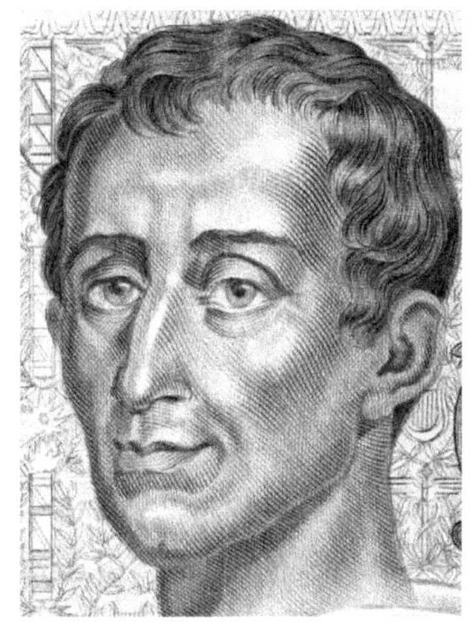

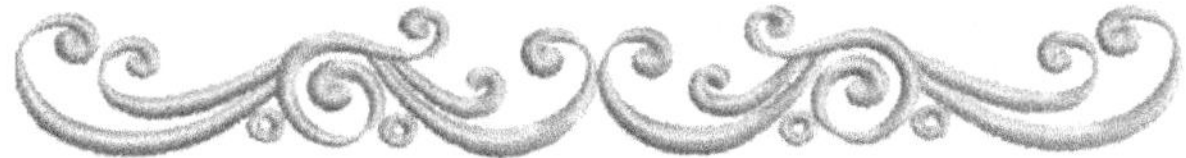

"As conquistas são fáceis de alcançar, pois fazemo-las com todas as nossas forças; mas são difíceis de conservar, uma vez que apenas as mantemos com uma parte das nossas forças."

"A corrupção dos governantes quase sempre começa com a corrupção dos seus princípios."

"A amizade é um contrato segundo o qual nos comprometemos a prestar pequenos favores para que os retribuam com grandes."

"Se quiséssemos ser apenas felizes, isso não seria difícil. Mas como queremos ficar mais felizes do que os outros, é difícil, porque achamos os outros mais felizes do que realmente são."

"O que não for bom para a colmeia também não é bom para a abelha."

"As conquistas são fáceis de alcançar, pois fazemo-las com todas as nossas forças; mas são difíceis de conservar, uma vez que apenas as mantemos com uma parte das nossas forças."

"A injustiça que se faz a um, é uma ameaça que se faz a todos."

"As viagens dão uma grande abertura à mente: saímos do círculo de preconceitos do próprio país e não nos sentimos dispostos a assumir aqueles dos estrangeiros."

"Um império fundado pelas armas tem de se manter pelas armas."

"Em qualquer magistratura, é indispensável compensar a grandeza do poder pela brevidade da duração."

"Verdade num tempo, erro num outro."

"O estudo foi para mim o remédio soberano contra os desgostos da vida, não havendo nenhum desgosto de que uma hora de leitura me não tenha consolado."

"Os leões têm uma grande força, mas esta ser-lhes-ia inútil se a natureza lhes não tivesse dado olhos."

"Toda a grandeza, toda a força, todo o poder são relativos. É necessário ter bem presente que, ao procurar aumentar a grandeza real, se não diminua o verdadeiro poder."

"É uma infelicidade que existam tão poucos intervalos entre o tempo em que somos demasiado novos e o tempo em que somos demasiado velhos."

"Uma coisa não é justa porque é lei, mas deve ser lei porque é justa."

"Não deve fazer-se pela via da lei o que pode fazer-se pelos costumes."

"Quanto menos os homens pensam, mais eles falam."

"A liberdade, esse bem que nos permite desfrutar dos outros bens."

"Uma máxima admirável: nunca mais falar das coisas depois de elas já estarem feitas."

"Qualquer homem é capaz de fazer bem a outro homem; mas contribuirmos para a felicidade de uma sociedade inteira é parecermo-nos com os deuses."

"A adversidade é nossa mãe; a prosperidade é apenas uma madrasta."

"A propriedade é uma cilada, o que julgamos possuir nos possui."

"A devoção encontra, para praticar uma má ação, razões que um simples homem jamais encontraria."

"Normalmente, são tão poucas as diferenças de homem para homem que não há motivo nenhum para sermos vaidosos."

"O que vulgarmente faz que um pensamento seja grande é dizer-se uma coisa que nos conduz a muitas outras."

"Nas mulheres jovens, a beleza supre o espírito. Nas velhas, o espírito supre a beleza."

"Os oradores dão-nos em comprimento aquilo que lhes falta em profundidade."

"A vantagem do amor sobre a libertinagem é a multiplicação dos prazeres."

"Um homem não é infeliz porque tem ambições, mas porque elas o devoram."

"Correndo em busca do prazer, tropeça-se com a dor."

"A maioria dos homens é mais capaz de grandes ações do que de boas."

"Até a virtude precisa de limites."

Voltaire

Voltaire, (1694-1778) foi um filósofo e escritor francês, um dos grandes representantes do Movimento Iluminista na França. Foi também ensaísta, poeta, dramaturgo e historiador. Voltaire, Montesquieu e Rousseau foram os três nomes mais significativos do Iluminismo francês.

Voltaire, pseudônimo literário de François Marie Arouet, nasceu em Paris, França, no dia 21 de novembro de 1694. Descendente de família burguesa, entre 1704 e 1711, foi aluno do Collège Louis-le Grand, em Paris, uma das mais importantes instituições de ensino da França. Iniciou o curso de direito, porém não terminou.

De temperamento e ideias revolucionárias, Voltaire frequentou a Société du Temple, que reunia libertinos e livres pensadores. Nessa época, os importantes avanços econômicos, culturais e científicos levaram à crença de que o destino da humanidade era o progresso. Além do racionalismo e do liberalismo, outro princípio tipicamente iluminista era o anticlericalismo – posição política contrária ao poder da Igreja.

Voltaire, ligado à alta burguesia, era um crítico fervoroso do absolutismo, da nobreza e principalmente da Igreja, foi um dos pensadores que melhor encarou o espírito do Século das Luzes. Escreveu versos desrespeitosos, dirigidos ao rei Luís XIV, que lhe valeram a reclusão na Bastilha em 1717. Uma vez libertado, foi exilado em Chátenay.

Voltaire foi um combativo escritor. Em 1718 escreveu a tragédia "Èdipo", com o pseudônimo de Voltaire, que lhe abriu as portas dos meios literários. Em 1726, em um desentendimento com o Cavaleiro Rohan, foi novamente preso. Depois de cinco meses, foi exilado na Inglaterra onde permaneceu até 1729.

Na Inglaterra, Voltaire tomou contato com as ideias de John Locke e influenciado pelo regime de governo parlamentar, instituído após a Revolução Gloriosa de 1688, passou a defender a ideia de que a tolerância religiosa e a monarquia constitucional inglesa deveriam ser adotadas por todas as nações europeias.

Voltaire condenava o Absolutismo, porém defendia a necessidade de uma Monarquia centralizada em que os reis, assessorados pelos filósofos fossem capazes de fazer reformas de acordo com o interesse da sociedade. Embora afirmasse que "todo homem tem o direito de acreditar ser igual aos outros homens", Voltaire tinha verdadeiro desprezo pelo povo.

Voltaire foi atuante propagandista das ideias liberais, defendendo o direito dos indivíduos à liberdade política e de expressão. Criticava a Igreja, mas não era ateu e sim deísta – acreditava que Deus estava presente na natureza e, como nela se encontra o homem, Deus estava presente também no homem, que pode descobri-lo por meio da razão, dizendo que ela guia o homem para a sabedoria.

Em 1734, Voltaire publicou "Cartas Inglesas ou Carta Filosóficas", sua obra mais escandalosa, onde faz uma comparação entre a liberdade inglesa e o atraso da França absolutista, clerical e obsoleta. Condenado pelas autoridades francesas, novamente teve que fugir, sendo acolhido pela marquesa du Châtelet, no castelo de Cirey em Lorena, onde passou dez anos.

Em 1744, voltou para Paris e, dois anos mais tarde, foi eleito para a Academia Francesa e introduzido por Madame Pompadour na corte. Em 1749, com a morte da marquesa, e com a perda de prestígio na corte, aceitou o convite de Frederico II o Grande, da Prússia, para viver na corte de Potsdam. Em 1753, depois de se desentender com o rei, retirou-se para uma casa perto de Genebra. Em 1778, viajou para Paris, quando veio a falecer.

Voltaire faleceu em Paris, França, no dia 30 de maio de 1778.

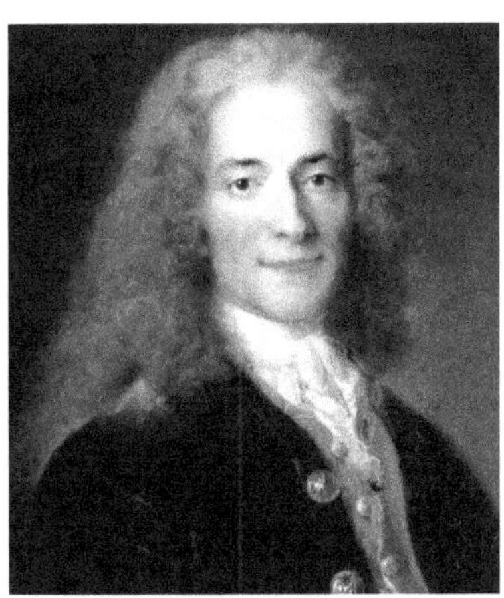

Devemos julgar um homem mais pelas suas perguntas
que pelas respostas.

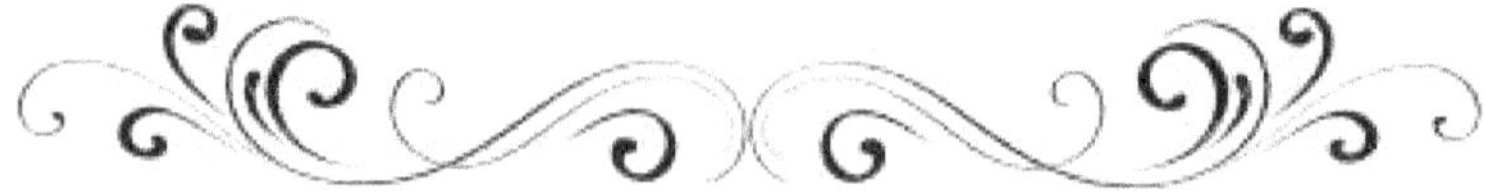

Encontra-se oportunidade para fazer o mal cem vezes por
dia e para fazer o bem uma vez por ano.

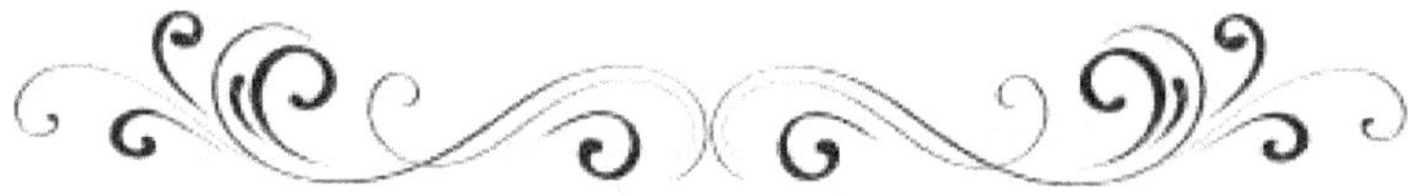

Escrevo-vos uma longa carta porque não tenho tempo de
a escrever breve.

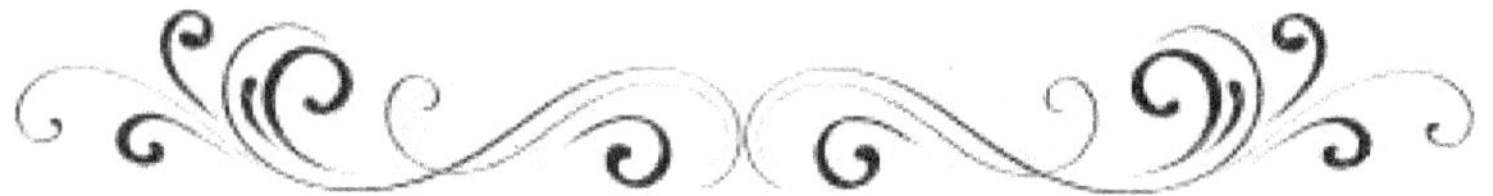

Os infinitamente pequenos têm um orgulho infinitamente
grande.

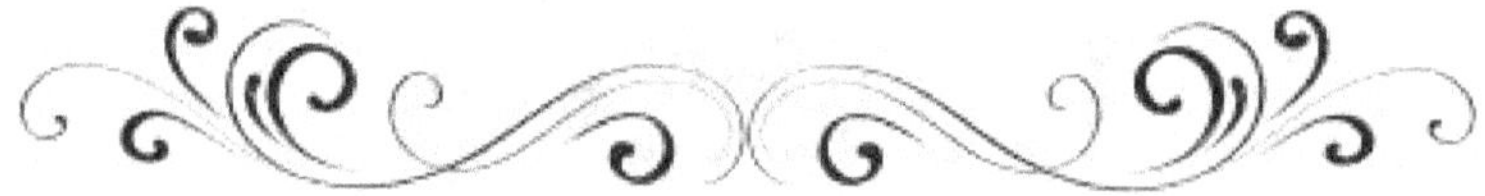

Um mérito inegável da poesia: ela diz mais e em menor número de palavras que a prosa.

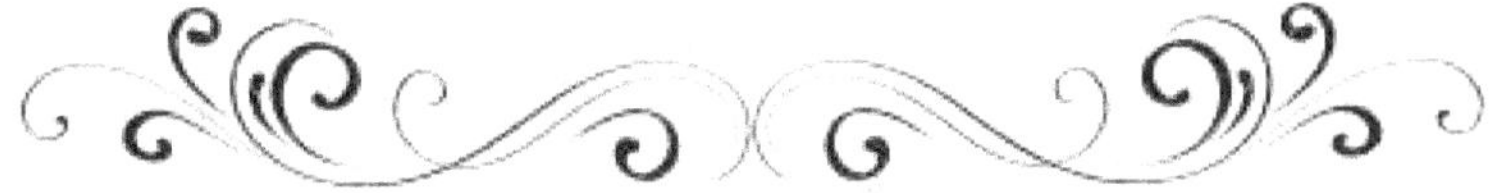

Uma coletânea de pensamentos é uma farmácia moral onde se encontram remédios para todos os males.

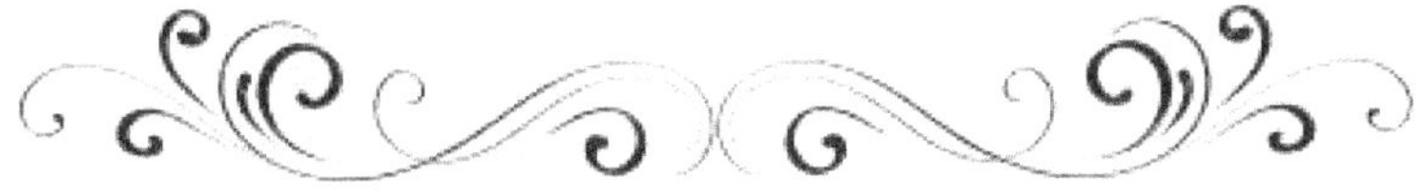

O público é uma besta feroz. Deve-se enjaulá-lo ou fugir dele.

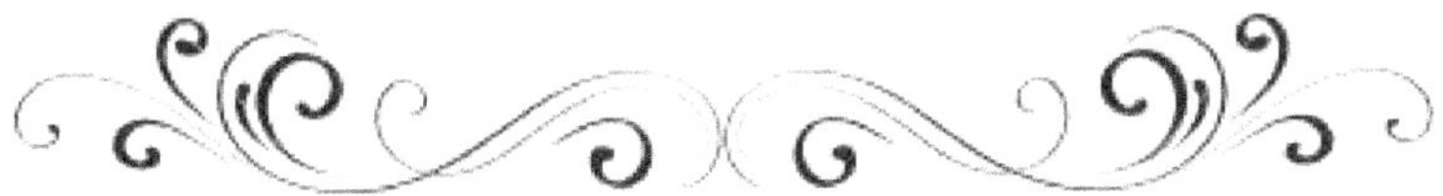

É mais claro que o sol, que Deus criou a mulher para domar o homem.

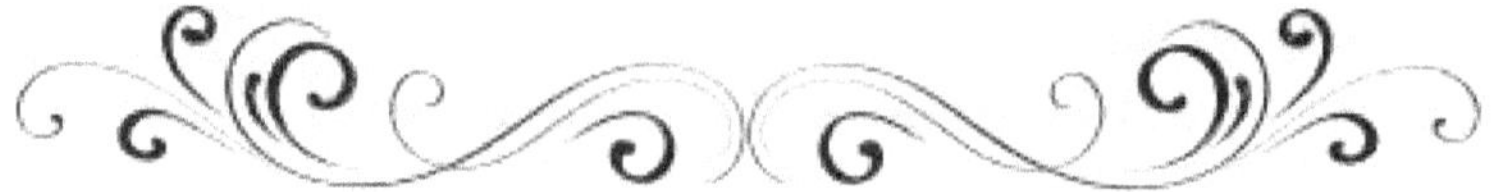

Só se servem do pensamento para autorizar as suas injustiças e só empregam as palavras para disfarçar os pensamentos.

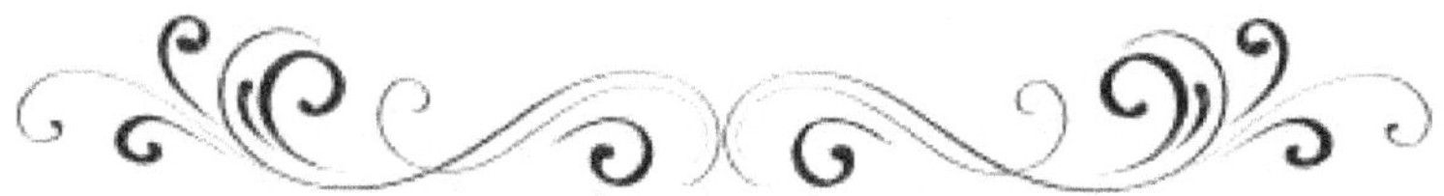

Aproximo-me suavemente do momento em que os filósofos e os imbecis têm o mesmo destino.

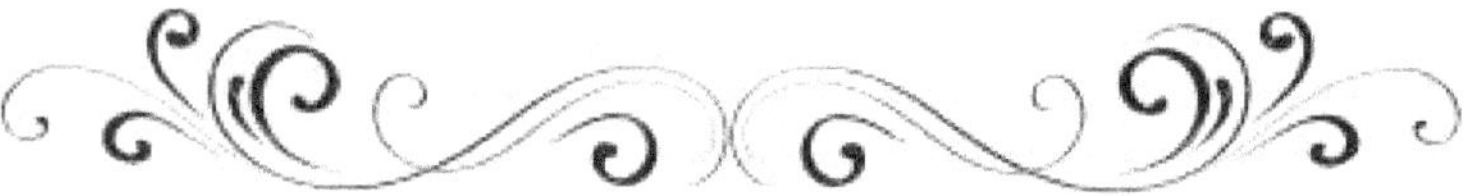

A via pela qual se ensinou durante largo tempo a arte de pensar, de certeza que é oposta ao dom de pensar.

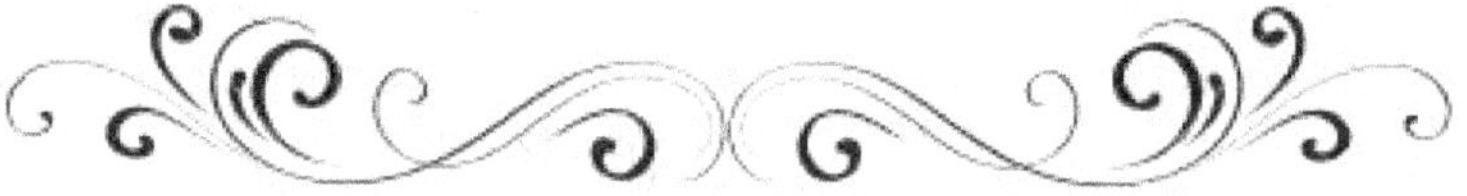

As paixões são os ventos que enfunam as velas dos barcos, elas fazem-nos naufragar, por vezes, mas sem elas, eles não poderiam singrar.

A alma é uma fogueira que convém alimentar, e que se apaga dado que não se aumente.

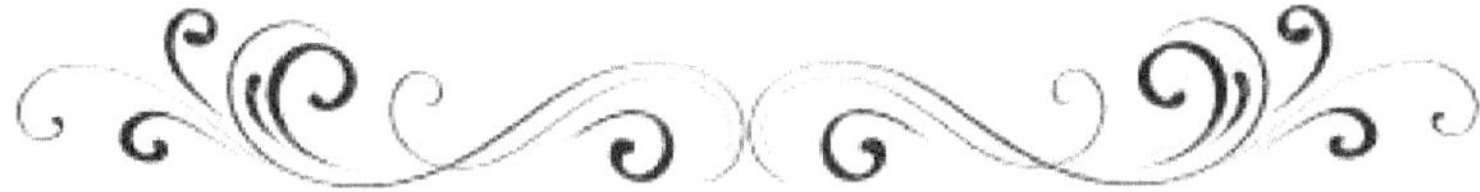

Há muito poucas repúblicas no mundo, e mesmo assim elas devem a liberdade aos seus rochedos ou ao mar que as defende. Os homens só raramente são os dignos de se governar a si mesmos.

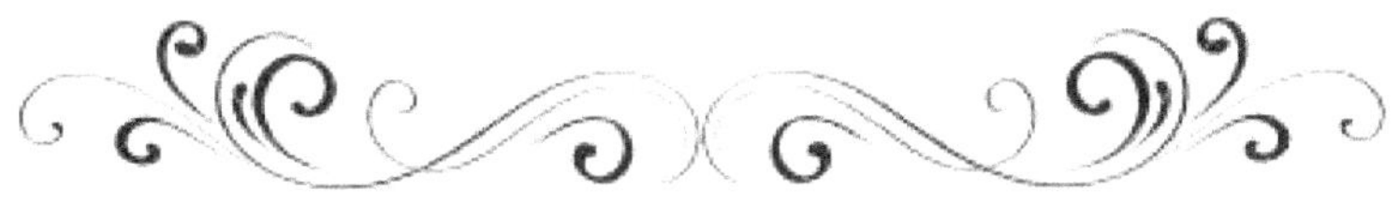

Ensinam-se os homens a serem honestos; sem isso, poucos chegariam a sê-lo.

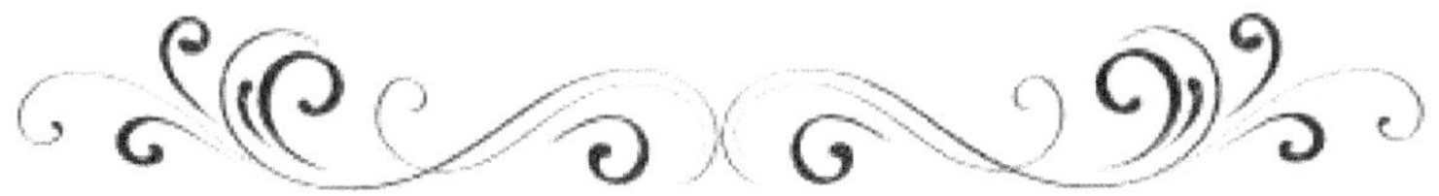

Só fui à falência duas vezes. A primeira, quando perdi uma causa. A segunda, quando a ganhei.

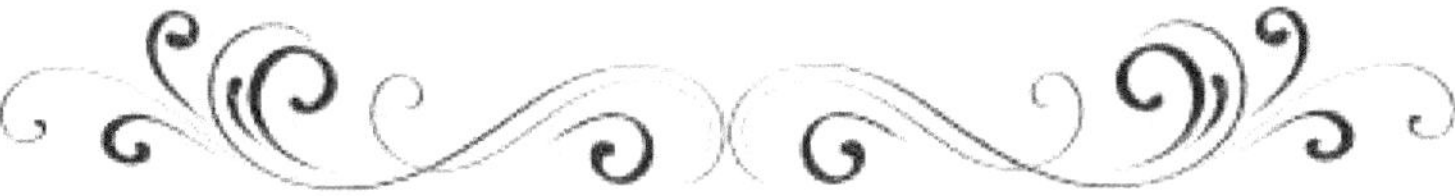

A política tem a sua fonte na perversidade e não na grandeza do espírito humano.

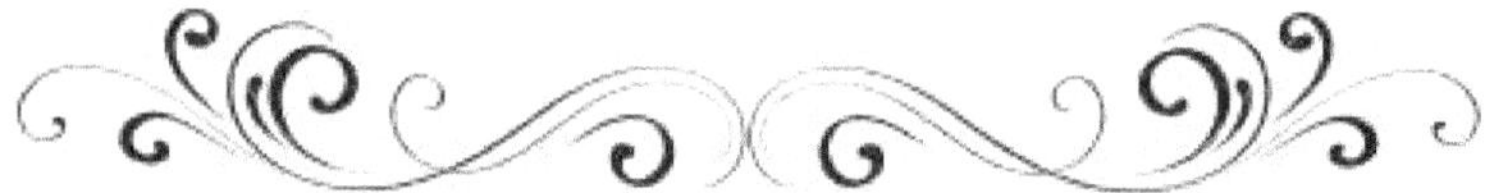

Os leitores servem-se dos livros como os cidadãos dos homens. Não vivemos com todos os nossos contemporâneos, escolhemos alguns amigos.

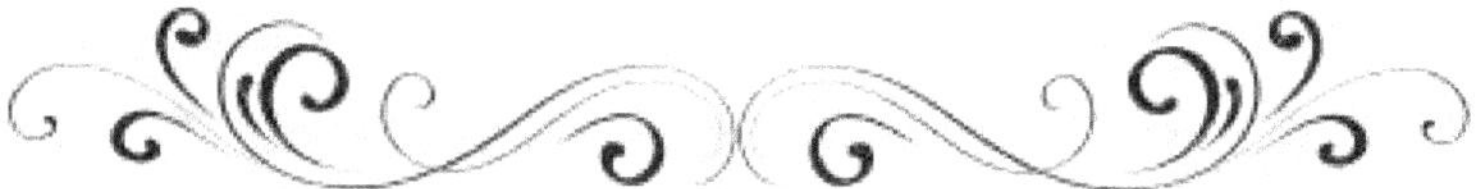

O melhor governo é aquele em que há o menor número de homens inúteis.

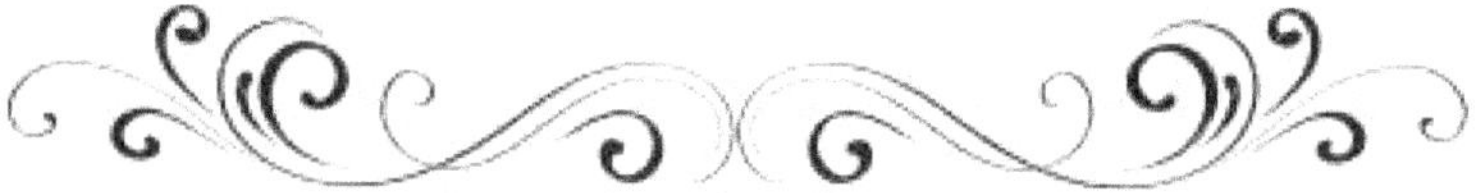

Nunca a natureza é tão aviltada como quando a ignorância supersticiosa tem a arma do poder.

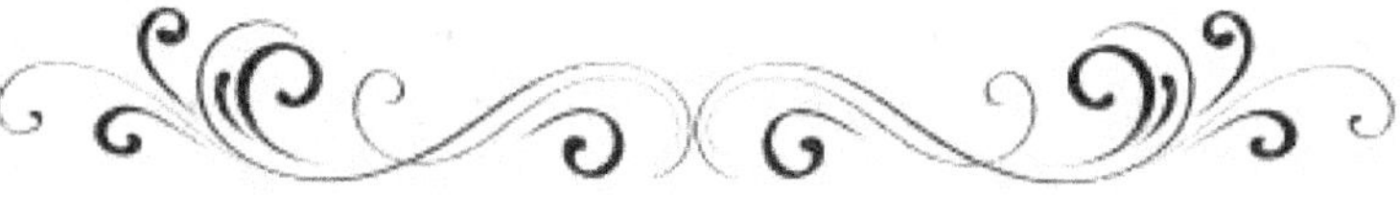

A espécie humana é a única que sabe que tem de morrer.

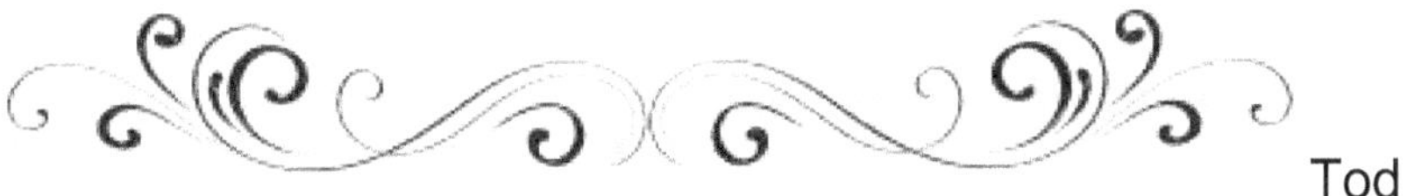

Tod o o divórcio começa mais ou menos ao mesmo tempo que o casamento. O casamento talvez comece algumas semanas mais cedo.

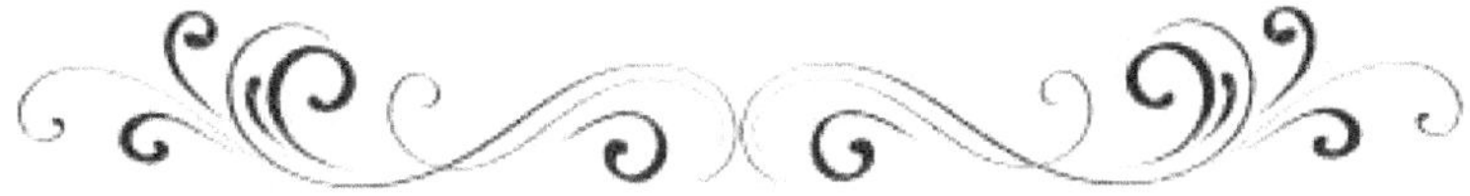

As grandes coisas são muitas vezes mais fáceis do que aquilo que se pensa.

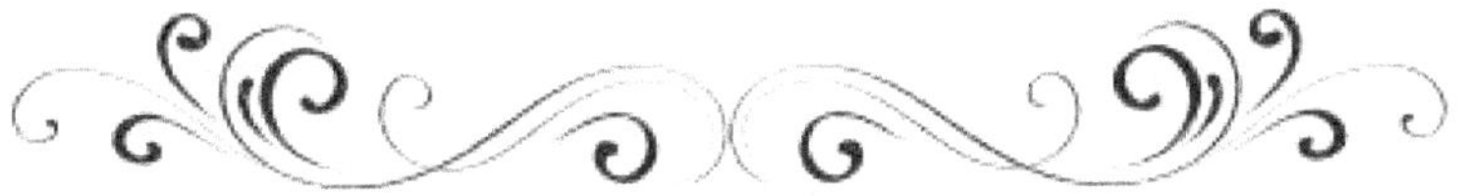

De todas as doenças do espírito humano, a fúria de dominar é a mais terrível.

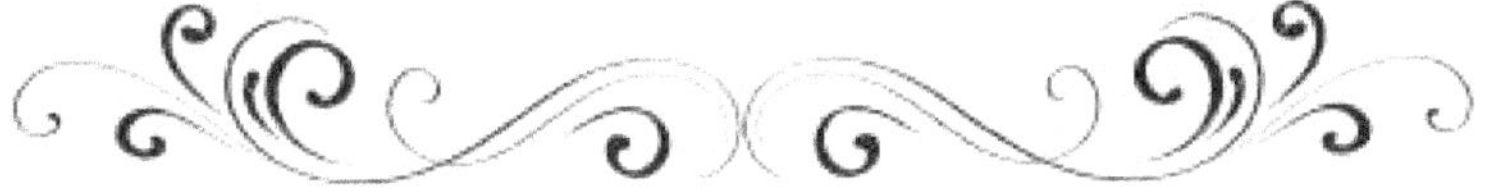

Uma conduta irrepreensível consiste em manter cada um a sua dignidade sem prejudicar a liberdade alheia.

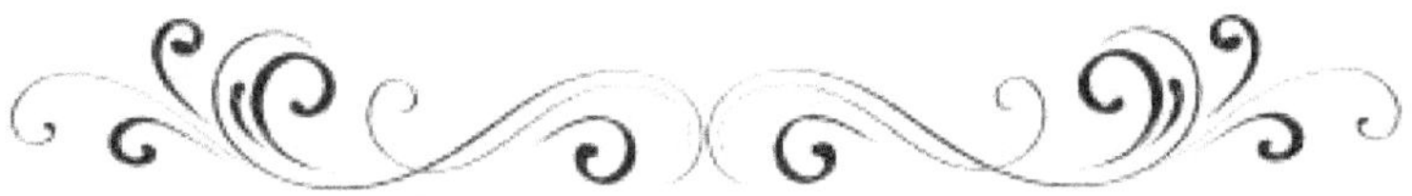

A educação desenvolve as faculdades, mas não as cria.

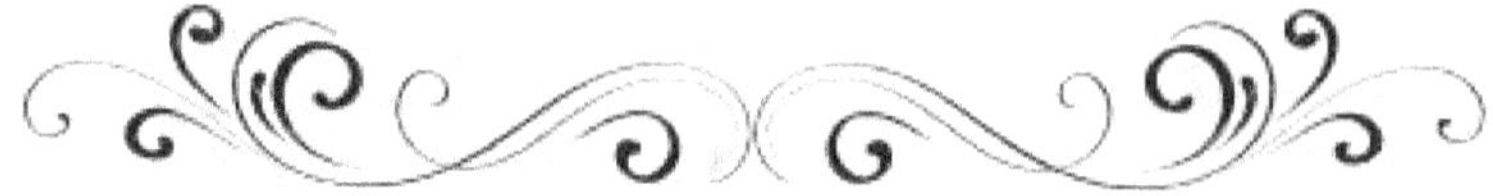

Não prestamos para nada se só formos bons para nós próprios.

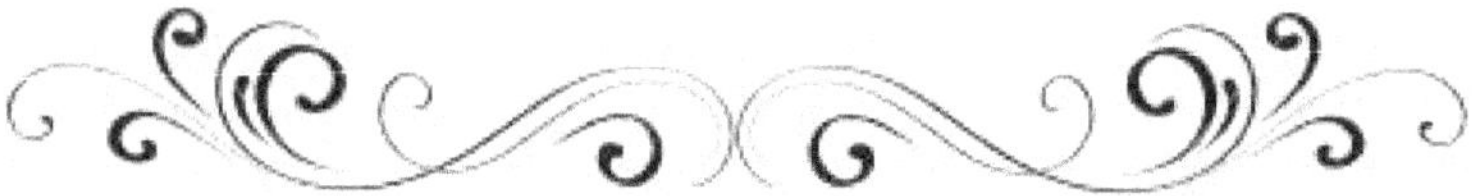

Confesso que o gênero humano não é tão mau como certas pessoas o apregoam na esperança de o governar.

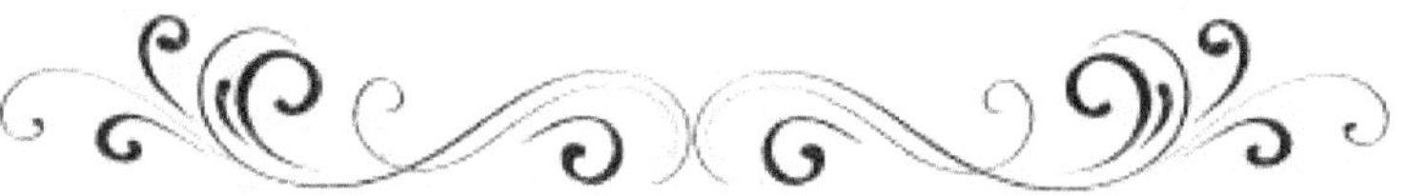

Os caluniadores são como o fogo que enegrece a madeira verde, não podendo queimá-la.

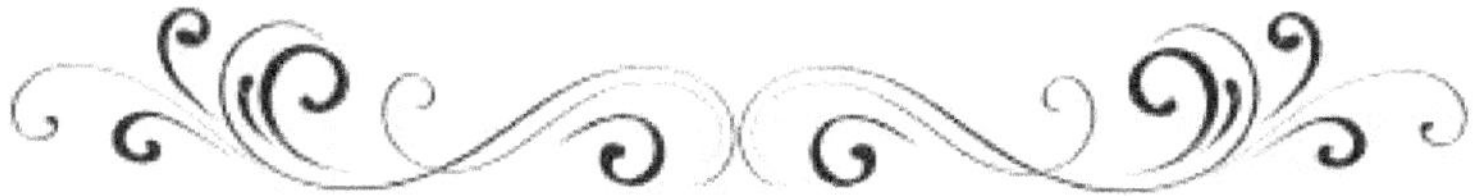

Todos os homens têm o seu instinto; e o instinto do homem, fortalecido pela razão, leva-o à sociedade, como à comida e à bebida.

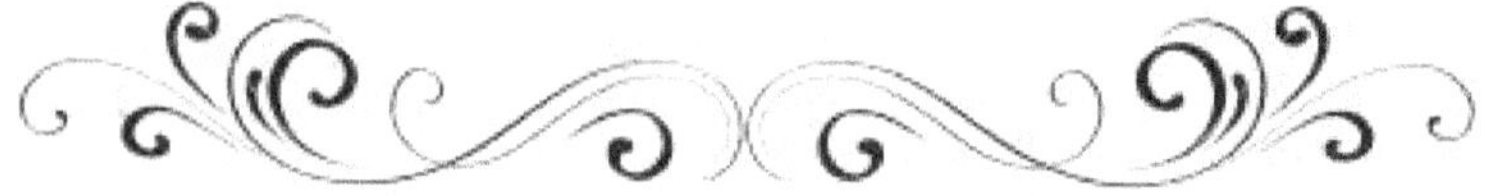

A arte da medicina consiste em distrair o paciente enquanto a Natureza cuida da doença.

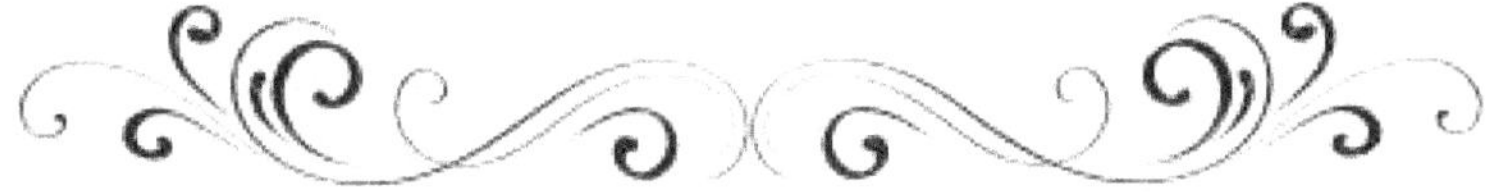

Feliz daquele que desfruta agradavelmente da sociedade! Mais feliz é quem não faz caso dela e a evita!

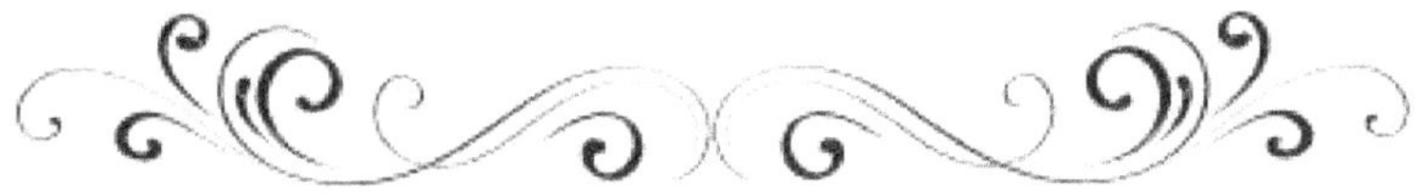

O homem nasceu para a ação, tal como o fogo tende para cima e a pedra para baixo.

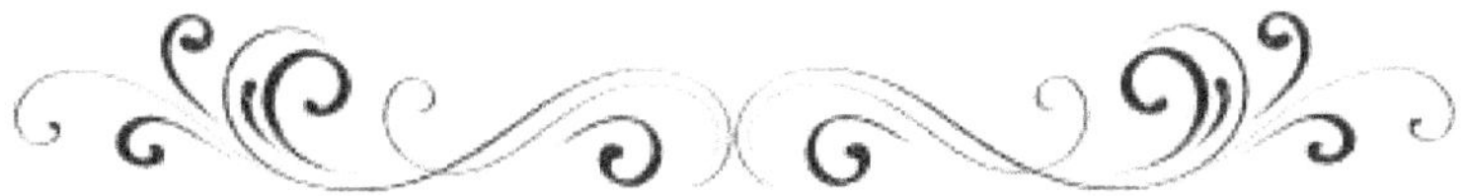

Um ancião é uma grande árvore que, já não tendo nem frutos nem folhas, ainda está presa à terra.

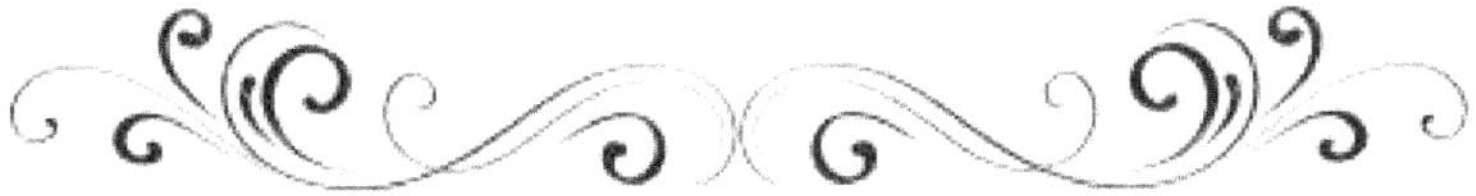

Não será uma vergonha que os fanáticos sejam zelosos e que os sábios se desmazelem?

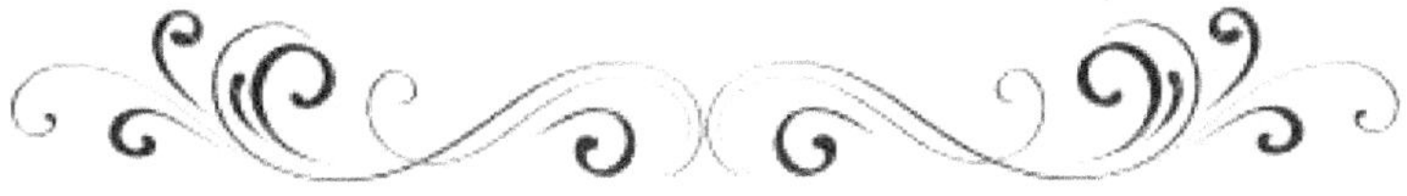

A esperança é um alimento da nossa alma, ao qual se mistura sempre o veneno do medo.

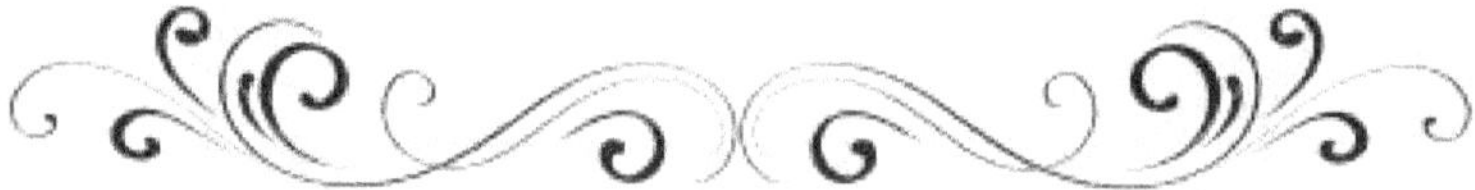

Só há uma maneira de lutar contra o poder: é sobreviver-lhe.

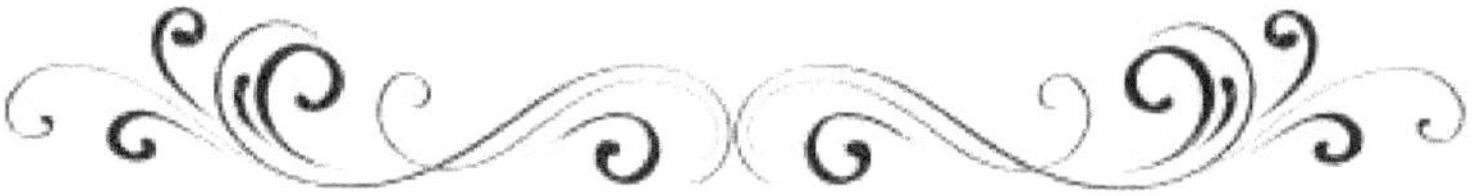

Concordo que aqueles que cultivam uma terra fértil têm uma grande vantagem sobre os que a desbravaram.

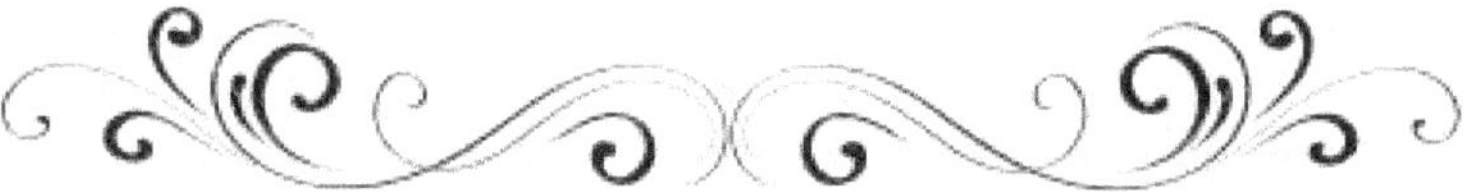

Os homens erram, os grandes homens confessam que erraram.

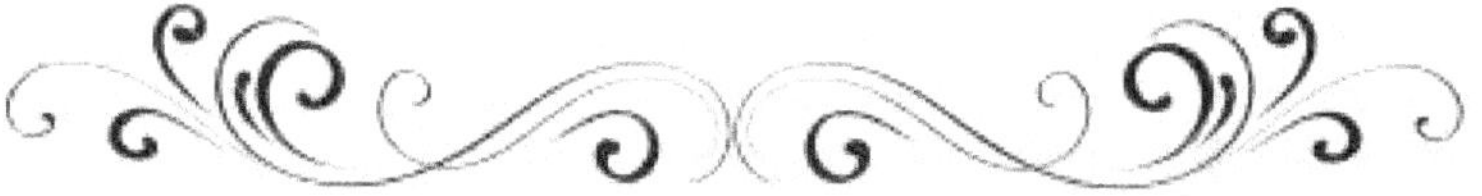

O papa é um ídolo a quem se atam as mãos e se beijam os pés.

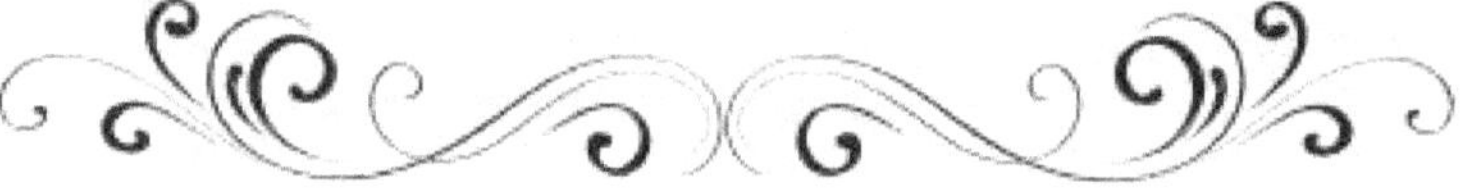

Como é duro odiar os que se gostaria de amar.

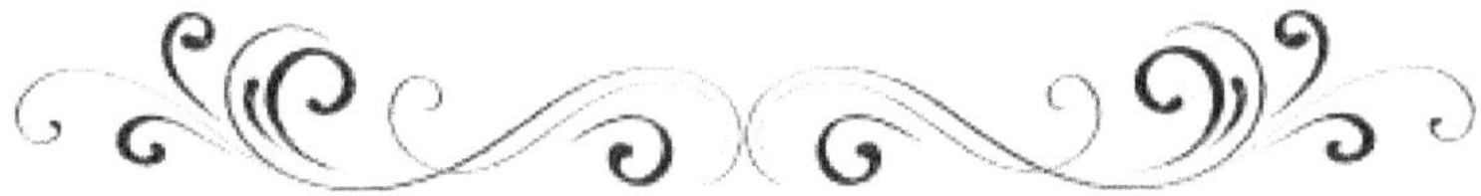

Encontrou-se, em boa política, o segredo de fazer morrer de fome aqueles que, cultivando a terra, fazem viver os outros.

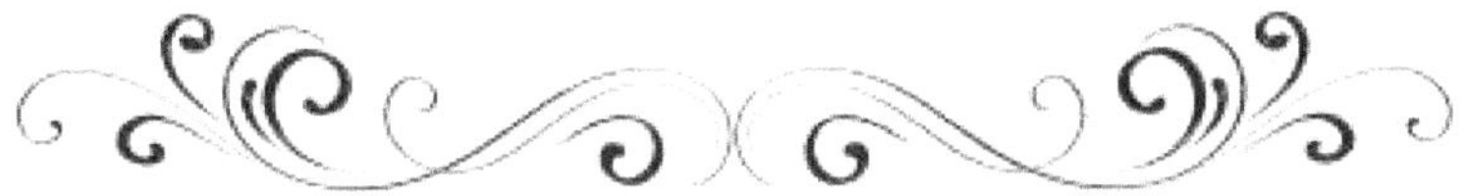

Se um livro é mau, nada o pode desculpar; sendo bom, nem todos os reis o conseguem esmagar.

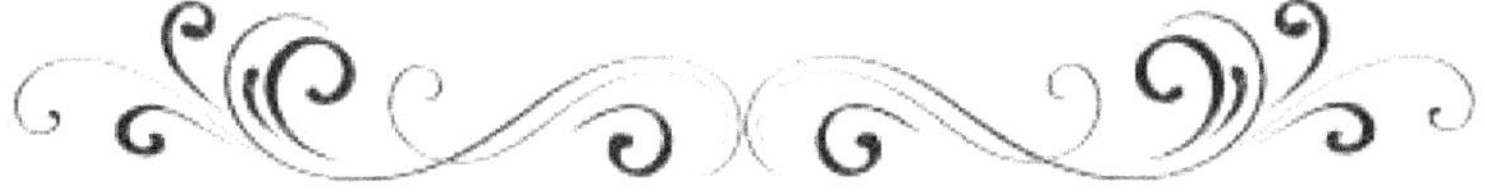

Se os homens estivessem satisfeitos consigo mesmos, estariam menos insatisfeitos com as suas mulheres.

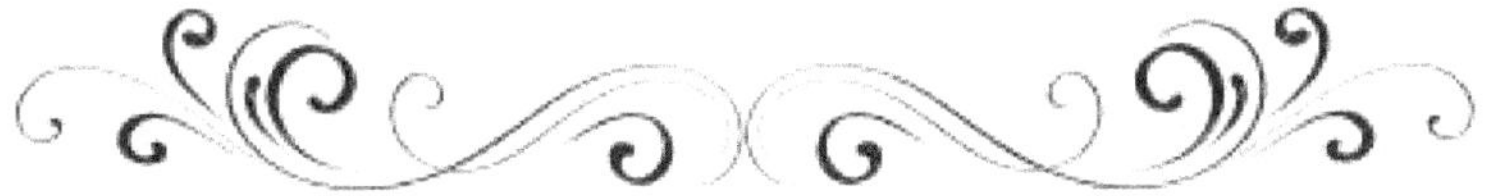

Rousseau

Jean-Jacques Rousseau (1712-1778) foi um filósofo social, teórico político e escritor suíço. Foi considerado um dos principais filósofos do Iluminismo e um precursor do Romantismo. Suas ideias influenciaram a Revolução Francesa. Em sua obra mais importante "O Contrato Social" desenvolveu sua concepção de que a soberania reside no povo.

Nasceu em Genebra, Suíça, no dia 28 de junho de 1712. Filho de um relojoeiro calvinista ficou órfão de mãe logo ao nascer. Em 1722 ficou órfão de pai, que não se preocupou com a educação do filho. Foi educado por um pastor protestante.

Em 1724, com 12 anos, iniciou seus estudos. Nessa época, já escrevia comédias e sermões. Levava uma vida errante na tentativa de afirmar-se numa profissão: foi relojoeiro, aprendiz de pastor e gravador.

Em 1728, com 16 anos, Jean-Jacques Rousseau foi para Savóia, na Itália. Sem meios para se manter, procura uma instituição católica e manifesta o desejo de se converter. De volta a Genebra conhece Madame de Varcelli, uma dama ilustre que cuida de sua manutenção. Com a morte dela, resolve percorrer a Suíça em busca de aventuras.

Entre 1732 e 1740, viveu na França, quando se envolve com Madame de Warens, em Cambéry, época em que conquistou, como autodidata, grande parte de sua instrução. Em 1742, foi para Paris, onde conhece uma nova protetora que o indica para secretário do Embaixador da França, em Veneza. Observa as falhas do Governo de Veneza e passa a dedicar-se ao estudo e à compreensão da política.

Jean-Jacques Rousseau viveu em uma época em que o absolutismo dominava toda a Europa e diversos movimentos buscavam uma renovação cultural. O **Iluminismo** – nome dado ao movimento composto por intelectuais que condenavam as estruturas de privilégios, absolutistas e colonialistas e defendiam a reorganização da sociedade.

O Iluminismo teve início na Inglaterra, mas difundiu-se rapidamente na França, onde Montesquieu (1689-1755) e Voltaire (1694-1778) desenvolviam uma série de críticas à ordem estabelecida.

Em 1745, Jean-Jacques Rousseau estava de volta a Paris, onde descobre o "Iluminismo" e passa a colaborar com o movimento. Em 1750, participa do concurso da Academia de Dijon: "As artes e as ciências proporcionam benefícios à humanidade?", que oferece um prêmio ao melhor ensaio sobre o assunto.

Rousseau, incentivado por seu amigo Diderot, participa com o "Discurso Sobre as Ciências e as Artes", recebendo o primeiro prêmio, além de uma fama polêmica por afirmar em seu ensaio que as ciências, as letras e as artes são os piores inimigos da moral. Como criadoras de novas necessidades, tornam-se fonte de escravidão.

A contestação da sociedade tal como estava organizada foi também o tema de seu novo trabalho, onde Rousseau reforça a teoria já levantada, reafirmando: **O homem é naturalmente bom.** É só devido às instituições que se torna mau.

Não faz objeção à desigualdade natural, originada da idade, saúde e inteligência, Mas ataca a desigualdade resultante de privilégios. Para desfazer o mal, basta abandonar a civilização. Quando alimentado, em paz com a natureza e amigo dos semelhantes, o homem é naturalmente bom.

Obras e Ideias de Rousseau

* Julie ou a Nova Heloísa (1761)

Em Julie ou a Nova Heloísa, Rousseau exalta o direito da paixão, mesmo ilegítima, contra a hipocrisia da sociedade. Exalta as delícias da virtude, o prazer da renúncia, a poesia das montanhas, florestas e lagos, Só o ambiente campestre pode purificar o amor e libertá-lo da corrupção social. O livro é recebido com arrebatamento. A natureza entra na moda desencadeando uma paixão por toda a Europa. **É a primeira manifestação do Romantismo**.

* Contrato Social (1762)

O Contrato Social é uma utopia política, que propõe um estado ideal, resultante de consenso e que garanta os direitos de todos os cidadãos. Um plano para a reconstrução das relações sociais da humanidade. Seu princípio básico se mantém. Em estado natural, os homens são iguais: os males só surgem depois que certos homens resolvem demarcar pedaços de terra dizendo: "Essa terra é minha".

A única esperança de garantir os direitos de cada um está na organização de uma sociedade civil, na qual esses direitos sejam cedidos a toda a comunidade, igualmente. Isso poderia ser feito por meio de um contrato estabelecido entre os vários membros do grupo.

Tudo isso, não significa que a liberdade do indivíduo seja aniquilada, ao contrário, a sujeição ao Estado tem o efeito de fortalecer a liberdade autêntica. Ao falar em Estado, Rousseau não se refere ao governo, mas a uma organização política que exprima a vontade geral.

O governo é simplesmente o agente executivo do Estado. Além disso, a comunidade pode estabelecer ou destituir um governo, sempre que o desejar.

- Émile ou da Educação (1762)

A obra Émile é uma utopia pedagógica, na qual, em forma de romance, Rousseau imagina o herói como uma criança completamente isolada do meio social, que não recebe nenhuma influência da civilização. Seu professor não tenta ensinar-lhe virtude alguma, mas trata de preservar-lhe a pureza do instinto contra as possíveis insinuações do vício.

Guiado apenas por sua necessidade interior, Émile vai fazendo suas opções e escolhe tudo que realmente precisa. Não descobrirá outra ciência senão aquela que ele próprio quiser, por curiosidade e espírito de iniciativa.

A Perseguição e Morte

O Parlamento de Paris condenou tanto o Contrato Social quanto Émile, que considerou repleto de heresias religiosas. Para o tempo em que a Europa vivia, as ideias democráticas de Rousseau eram audaciosas. As edições de Émile são queimadas em Paris.

Já afastado de Diderot e dos demais filósofos, por não compartilhar de seu raciocínio, Rousseau foi forçado a se exilar na Suíça, pois havia uma ordem de prisão contra ele. Constantemente perseguido, encontra asilo na Inglaterra, onde o filósofo David Hume o acolheu.

Para justificar-se ante os ataques a que esteve exposto, Rousseau iniciou suas "Confissões", publicadas postumamente em 1782. Em 1778, aceita a acolhida do Marquês de Girardin, em seu domínio em Ermenonville, onde vive suas últimas semanas, já debilitado mentalmente.

Jean-Jacques Rousseau faleceu em Ermenonville, França, no dia 2 de julho de 1778. Quinze anos mais tarde, seu valor é reconsiderado. Defensor ardoroso dos princípios de "liberdade, igualdade e fraternidade", lema da Revolução Francesa, é visto como "profeta" do movimento. Seus restos mortais foram transportados para o Panteão de Paris.

Não há nada que mais estreite dois corações do que haverem chorado juntos.

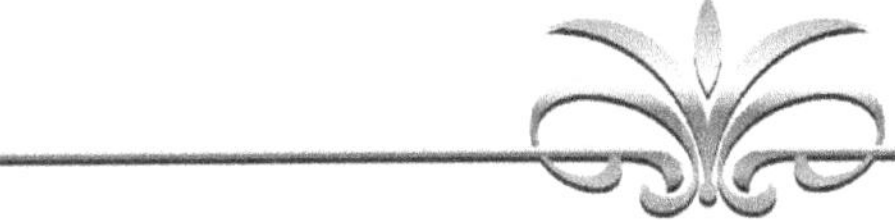

A consciência é a voz da alma, as paixões são a voz do corpo.

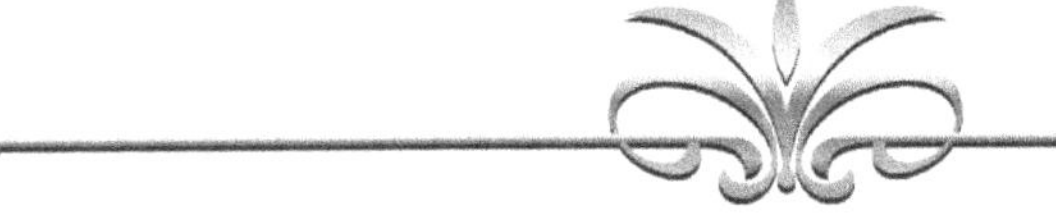

O homem é bom por natureza. É a sociedade que o corrompe!

O primeiro passo para o bem é não fazer o mal.

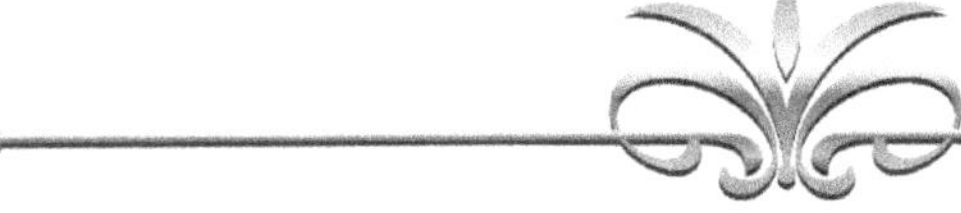

A natureza nunca nos engana, somos sempre nós que nos enganamos.

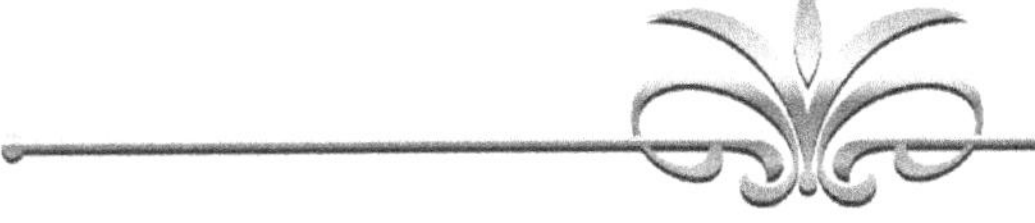

A força fez os primeiros escravos, a sua covardia perpetuou-os.

Uma das misérias das pessoas ricas é serem enganadas em tudo.

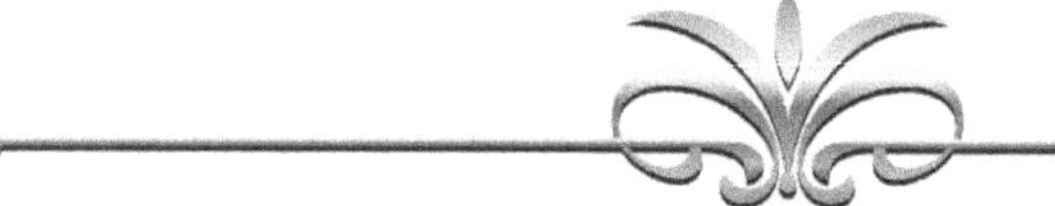

A juventude é a época de se estudar a sabedoria; a velhice é a época de a praticar.

A inocência não se envergonha de nada.

Povos livres, lembrai-vos desta máxima: A liberdade pode ser conquistada, mas nunca recuperada.

A caridade fingida do rico não é nele senão um luxo a mais: ele dá de comer aos pobres, como aos cachorros e aos cavalos.

Se é a razão que faz o homem, é o sentimento que o conduz.

O castigo da ocasião malograda é o não tornar a encontrar-se mais.

Sejamos bons e depois seremos felizes. Ninguém recebe o prêmio sem primeiro fazer por isso.

A falsidade é susceptível de uma infinidade de combinações; mas a verdade só tem uma maneira de ser.

Pelos mesmos caminhos não se chega sempre aos mesmos fins.

Prefiro ser um homem de paradoxos que um homem de preconceitos.

Os homens a quem se fala não são aqueles com quem se conversa.

É sobretudo na solidão que se sente a vantagem de viver com alguém que saiba pensar.

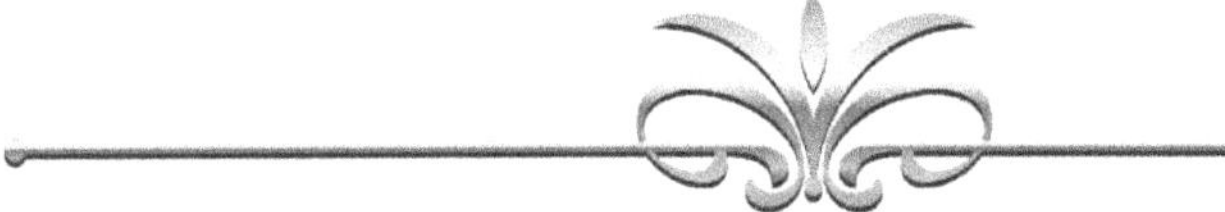

O homem nasceu livre e por toda a parte vive
acorrentado.

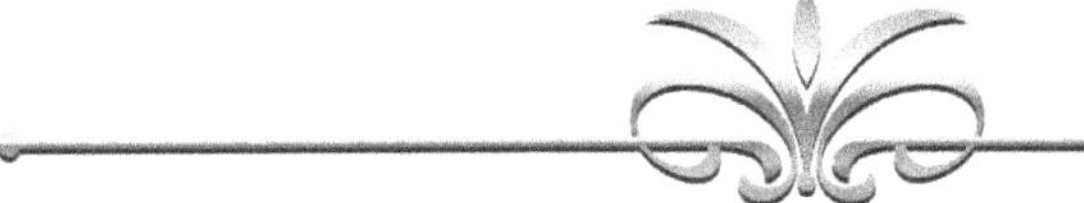

As leis são sempre úteis aos que têm posses e nocivas
aos que nada têm.

Quanto mais do mundo vi, menos pude moldar-me à sua
maneira.

Ninguém quer o bem público que não está de acordo com
o seu.

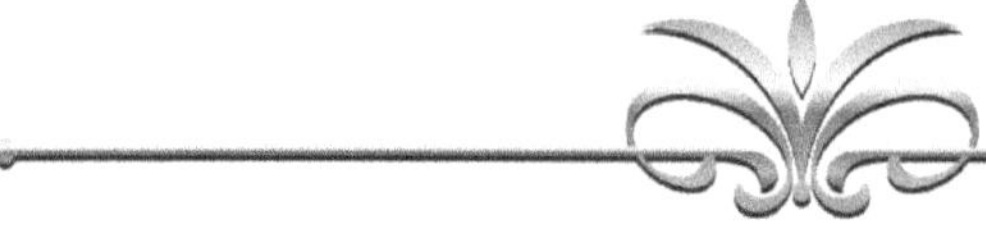

O povo, por ele próprio, quer sempre o bem, mas, por ele próprio, nem sempre o conhece.

Sempre notei que as pessoas falsas são sóbrias, e a grande moderação à mesa geralmente anuncia costumes dissimulados e almas duplas.

Quem quer agradar a todos não agrada a ninguém.

O homem que não conhece a dor, não conhece a ternura da humanidade.

Geralmente aqueles que sabem pouco falam muito e aqueles que sabem muito falam pouco.

A verdade não é a estrada para a riqueza.

O único hábito que se deve permitir a uma criança é o de não adquirir nenhum.

Conheço muito bem os homens para ignorar que muitas vezes o ofendido perdoa, mas o ofensor não perdoa jamais.

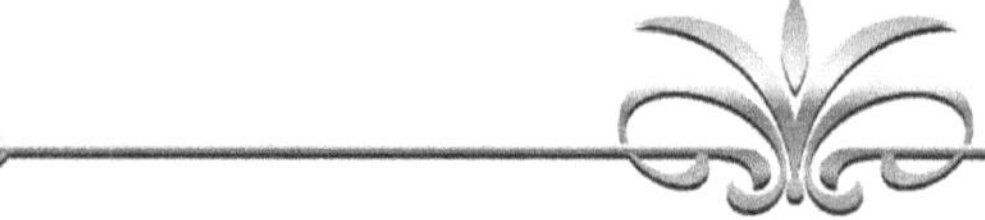

Não contesto que a medicina seja útil a alguns homens,
mas digo que ela é funesta ao gênero humano.

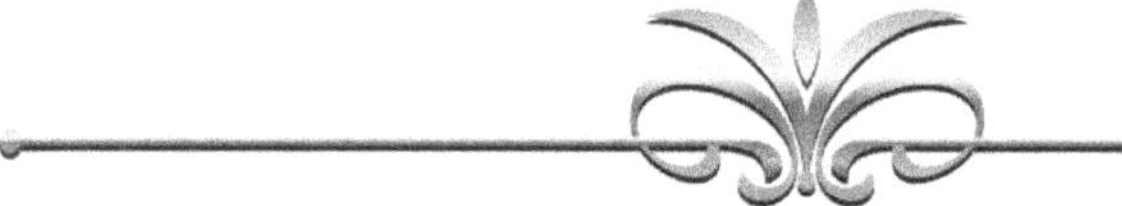

Amo-me a mim próprio demasiado para poder odiar seja o
que for.

Fazer um homem feliz significa merecer sê-lo.

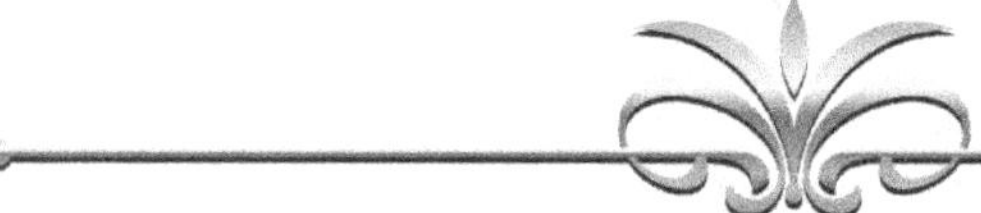

Ousarei expor aqui a mais importante, a maior, a mais útil
regra de toda a educação? É não ganhar tempo, mas
perdê-lo.

Só se é curioso na proporção de quanto se é instruído.

Tudo é bom quando sai das mãos do Autor das coisas, e tudo degenera entre as mãos do homem.

A natureza fez o homem feliz e bom, mas a sociedade deprava-o e torna-o miserável.

Há um pequeno número de homens e mulheres que pensam por todos os outros, e para o qual todos os outros falam e agem.

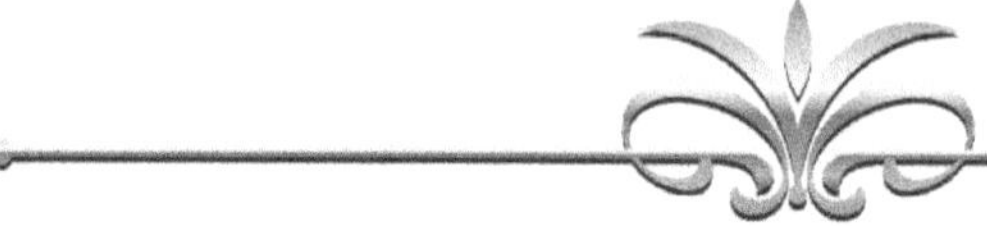

A alma resiste muito mais facilmente às mais vivas dores
do que à tristeza prolongada.

Não há sujeição tão perfeita como aquela que conserva a
aparência da liberdade; dessa forma, cativa-se a própria
vontade.

De todos os animais, o homem é aquele a quem mais
custa viver em rebanho.

Para conhecer os homens, torna-se indispensável vê-los
agir.

Só entendi o valor do silêncio no dia que resolvi calar para não magoar alguém.

Realmente não sabemos o que é boa ou má sorte.

A espada gasta a bainha, costuma dizer-se. Eis o que aconteceu comigo. As minhas paixões fizeram-me viver, e as minhas paixões mataram-me.

Enquanto houver homens sensatos sobre a terra, as mulheres letradas morrerão solteiras.

Thomas Hobbes

Thomas Hobbes (1588-1679) foi um teórico político, filósofo e matemático inglês. Sua obra mais evidente é "Leviatã", cuja ideia central era a defesa do absolutismo e a elaboração da tese do contrato social. Hobbes viveu na mesma época que outro teórico político, John Locke, que era defensor dos princípios do liberalismo, ao passo que Hobbes pregava um governo centralizador.

Hobbes nasceu em Westport, Inglaterra, no dia 5 de abril de 1588. Filho de um clérigo anglicano, vigário de Westport, teve uma infância marcada pelo medo da invasão da Inglaterra pelos espanhóis, na época da rainha Elizabeth I.

Após uma briga com outro clérigo na frente de sua igreja, seu pai abandonou sua esposa e os três filhos, deixando-os sob a tutela de seu irmão.

Aos quatro anos, Hobbes ingressou na escola da igreja de Westport, em seguida em uma escola particular, e aos 15 anos foi matriculado na Magdalen Hall da Universidade de Oxford, onde se formou em 1608.

Thomas Hobbes teve toda sua vida ligada à monarquia inglesa. Tornou-se preceptor de William Cavendish, que viria a ser o segundo duque de Devonshire, ficando amigo da família por toda a vida.

Como era hábito na época viajou com seu aluno à França e Itália, entre 1608 e 1610, descobriu que a filosofia de Aristóteles, que estudou em Oxford, estava sendo combatida e desacreditada devido às descobertas de Galileu e Kepler.

Entre 1621 e 1625, secretariou Frances Bacon ajudando-o a traduzir alguns de seus ensaios para o latim.

Em 1628, com a morte de seu aluno, Hobbes voltou a viajar como preceptor do filho de Sir Gervase Clifton. Durante sua estada na França, entre 1629 e 1631, Hobbes estudou Euclides e despertou o interesse pela matemática. Em 1631, foi chamado como preceptor de outro filho da família Cavendish.

Em 1634, acompanhado de seu novo aluno, fez a terceira viagem ao continente, ocasião em que entrou em contato com o matemático e teólogo Marin Mersenne e, em 1636, esteve com Galileu e Descartes, mas desdenhava do experimentalismo de Galilei como também do de Francis Bacon.

Em 1637, Hobbes voltou à Inglaterra que se achava às vésperas de uma guerra civil. Em 1640, decidiu então, circular entre seus amigos o exemplar manuscrito do terceiro trabalho de sua planejada trilogia filosófica: "De Cive" (Do Cidadão), com o título de "Elementos da Lei Natural e Política", em que tratou a questão das relações entre a Igreja e o Estado.

Para Hobbes, a Igreja cristã e o Estado cristão formavam um mesmo corpo, encabeçado pelo monarca, que teria o direito de interpretar as Escrituras, decidir as questões religiosas e presidir o culto.

Ainda em 1640, por ser um monarquista convicto, foi obrigado a deixar a Inglaterra e instalar-se em Paris. Em 1642, publicou "De Cive".

Em 1646 tornou-se professor de matemática do príncipe Carlos, exilado na França, depois da instalação da república na Inglaterra, sob a liderança de Oliver Cromwell.

Ainda em Paris, em 1651, Hobbes publica "Leviatã", onde defende a monarquia absolutista. A razão disto deriva da visão que ele tinha da sociedade, segundo ele sempre ameaçada por uma guerra civil, onde todos os seus integrantes vivem em uma situação de permanente conflito: "uma guerra de um contra todos e de todos entre si".

O estado da natureza, segundo ele, não tinha nada de harmonioso. O mundo antigo dos primeiros homens era um mundo de feras, onde "o verdadeiro lobo do homem era o próprio homem".

Para se chegar a uma sociedade civil era necessário que todos, por meio de um "contrato social", concordassem em transferir as suas liberdades naturais a um só homem: o rei, somente ele deveria deter o monopólio da violência. Somente o rei deve ter poderes que lhe permitam impor sua vontade sobre todos para o bem geral da comunidade.

No seu ponto de vista, não existe o direito à propriedade, nem à vida, nem à liberdade, que não sejam garantidos pela autoridade real. Rebelar-se contra ela, significa regredir no reino animal, onde impera sempre a violência, pondo em risco as conquistas da civilização.

Em 1651, com 63 anos, Thomas Hobbes retorna à Inglaterra procurando estar em paz com o novo regime, mas envolveu-se em várias polêmicas no campo científico e religioso.

Em 1655 publica "De Corpore" (Do Corpo) no qual reduzia a filosofia ao estudo dos corpos em movimento. Em 1658 publicou a terceira parte de sua trilogia, intitulada "De Homine" (Do Homem), tratando especificamente do movimento envolvido no conhecimento e apetite humano, este capaz de promover uma guerra.

Em 1660, com a restauração da monarquia, o príncipe Carlos retornou à Inglaterra para ser coroado como Carlos II. Apesar das críticas a Hobbes, Carlos II o manteve na corte e lhe deu uma pensão generosa.

Em 1666, o Parlamento votou uma lei contra o ateísmo que o colocou em perigo. Hobbes então com 80 anos, queimou os papéis que poderiam incrimina-lo.

Posteriormente, a lei contra o ateísmo foi desfeita pelo Parlamento, mas desde então Hobbes não obteve permissão para publicar nada relacionado à conduta humana, uma condição imposta pelo Rei.

Thomas Hobbes faleceu em Wiltshire, Inglaterra, no dia 4 de dezembro de 1679, com 91 anos, depois de ter escrito, já na velhice, a tradução da "Ilíada" e da "Odisseia" para a língua inglesa.

O desejo, acompanhado da ideia de satisfazê-lo, chama-
se se esperança; despojado de tal ideia, desespero.

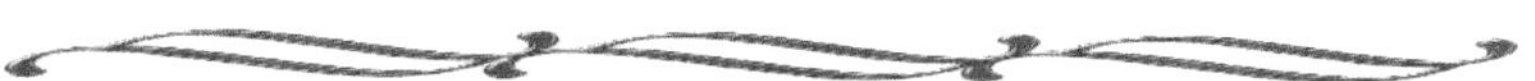

É a autoridade, não a verdade, que faz a lei.

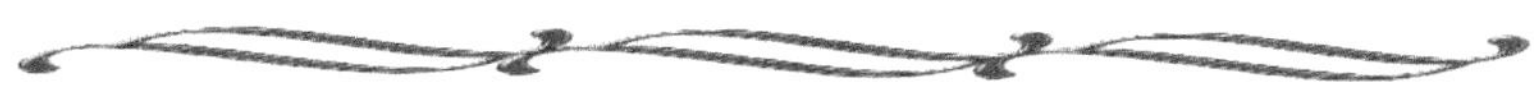

Ciência é o conhecimento das consequências, e da
dependência de um fato em relação a outro.

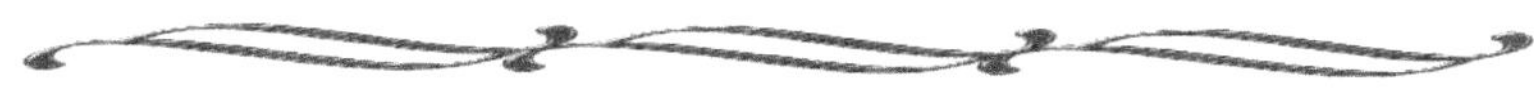

Respeitar tratados e convênios não é questão de direito, é
questão de conveniência.

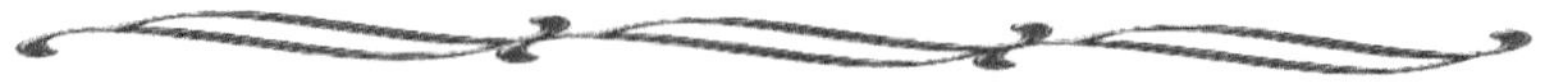

As duas virtudes cardinais da guerra: força e fraude.

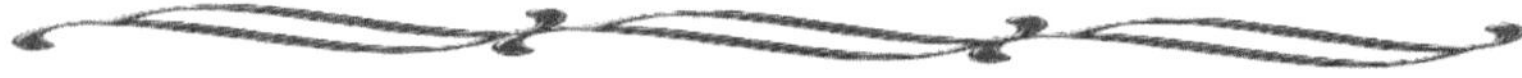

Os pactos, sem a força, não passam de palavras sem substância para dar qualquer segurança a ninguém.

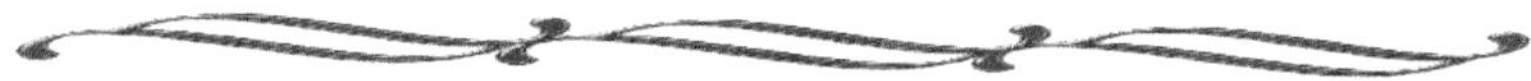

A razão é o passo, o aumento da ciência o caminho, e o benefício da humanidade é o fim.

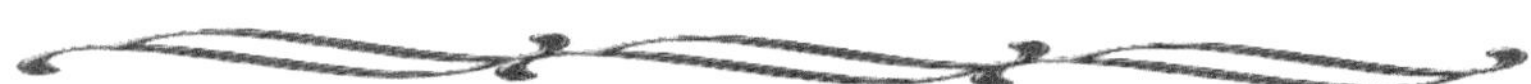

A experiência não leva a conclusões universais.

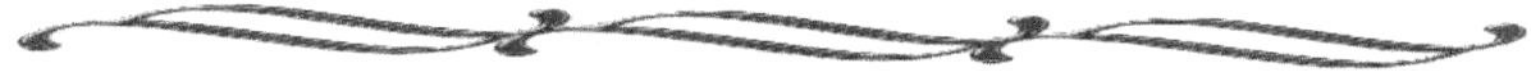

O homem é lobo do homem, em guerra de todos contra todos.

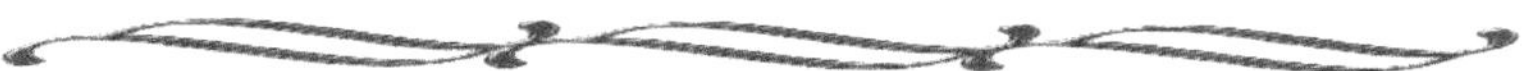

Os costumes resultam do hábito convertido em caráter.

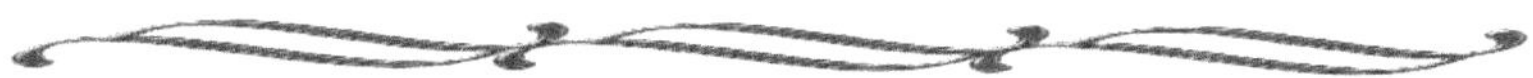

Os pactos sem a espada são apenas palavras e não têm a força para defender ninguém.

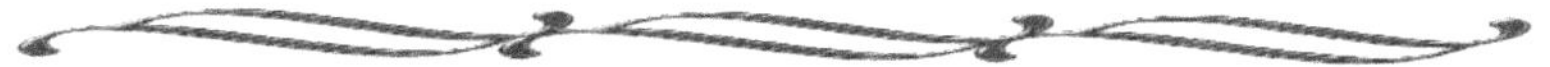

"A natureza fez os homens tão iguais, quanto às faculdades do corpo e do espírito, que, embora por vezes se encontre um homem mais forte de corpo, ou de espírito mais vivo do que outro, mesmo assim, quando se considera tudo isso em conjunto, a diferença entre um e outro homem não é suficientemente considerável para que qualquer um possa com base nela reclamar qualquer benefício a que outro não possa também aspirar, tal como ele."

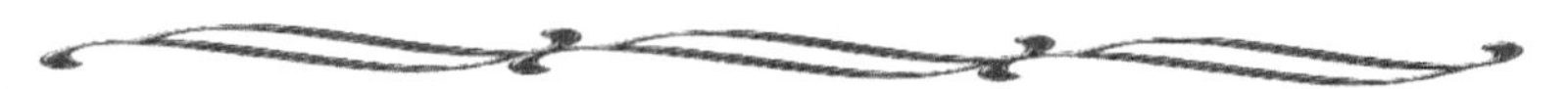

Richard Bach

Bach é um escritor americano. A principal ocupação de Bach foi como piloto reserva da Força Aérea e praticamente todos os seus livros envolvem o vôo de certa maneira, desde suas primeiras histórias sobre voar em aeronaves até suas últimas onde o vôo é uma complexa metáfora filosófica.

Bach alcançou enorme sucesso com Fernão Capelo Gaivota, sucesso este não igualado por seus livros posteriores; entretanto, seu trabalho continua popular entre os leitores.

Richard Bach usava a **Internet** no princípio da **década de 1990** com sua própria seção na **Compuserve**, de onde respondia **e-mails** pessoalmente, até que a enorme demanda o obrigou a largar o passatempo.

Ele também mantinha um **website**, que, a partir de novembro de 2005, passou a apenas possuir uma ligação (em inglês) para a venda do livro **"Messiah's Handbook Reminders for the Advanced Soul"**(Manual do Messias - Um guia para a alma avançada).

Em Setembro de 2012, o escritor ficou gravemente ferido na queda de um avião que pilotava, no estado de Washington. Richard Bach, antigo piloto da força aérea norte-americana, despenhou-se com um pequeno avião que pilotava, quando tentava aterrar na ilha de San Juan, no Estado de Washington, tendo sofrido ferimentos na cabeça e no ombro.

Obras publicadas

Stranger to the Ground (Estranho à Terra) - 1963
Biplane (Biplano) - 1966
Nothing by Chance (Nada por Acaso) - 1969
Jonathan Livingston Seagull (Fernão Capelo Gaivota) - 1970

A Gift of Wings (O Dom de Voar) - 1974

There's No Such Place As Far Away ("Longe é um lugar que não existe") - 1976

Illusions ([Ilusões - as aventuras de um messias indeciso]) - 1977

The Bridge Across Forever (A Ponte para o Sempre) - 1984

One (Um) - 1988

Running from Safety (Fugindo do Ninho) - 1994

Out of My Mind (Fora de Mim - a descoberta de saunders-vixen) - 1999

The Ferret Chronicles:

Air Ferrets Aloft - 2002

Rescue Ferrets at Sea ("Resgate no Mar") - 2002

Writer Ferrets: Chasing the Muse - 2002

Rancher Ferrets on the Range - 2003

The Last War - 2003

Flying - 2003

Messiah's Handbook (Manual do Messias - Um guia para a alma avançada) – 2004

Não dê as costas a possíveis futuros antes de ter certeza
de que não tem nada a aprender com eles.

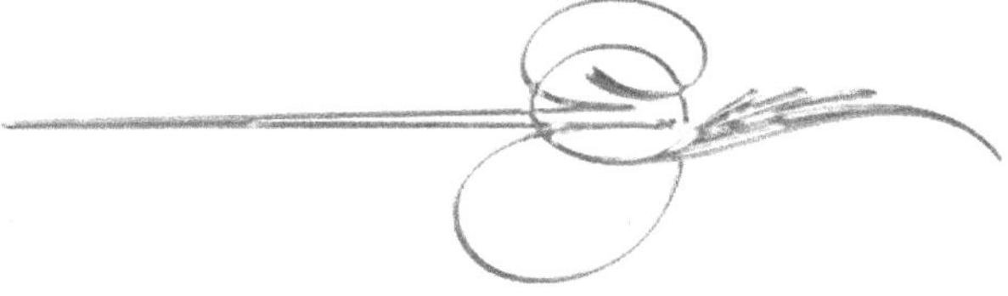

O que abrigares em teu coração será verdade e
converter-te-ás no que mais admira.

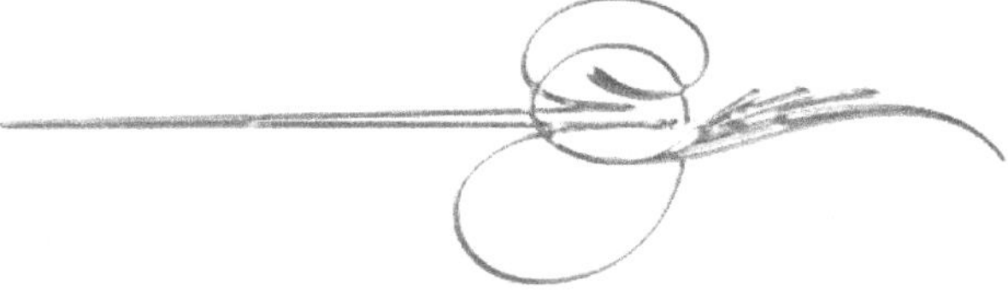

Eis um teste para saber se você terminou sua missão na
Terra: se você está vivo, não terminou.

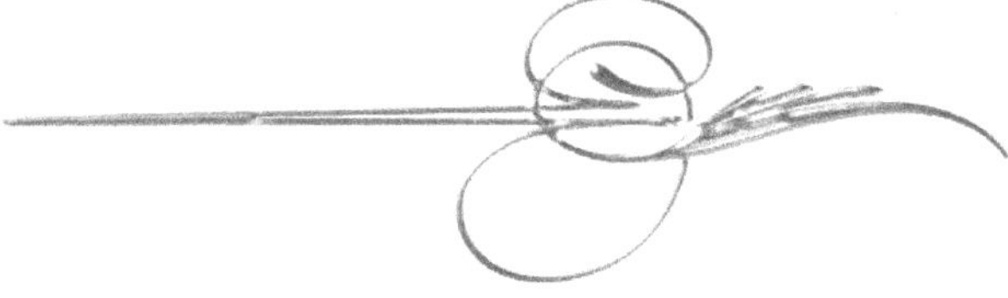

O que a lagarta chama de fim do mundo, o homem chama
de borboleta.

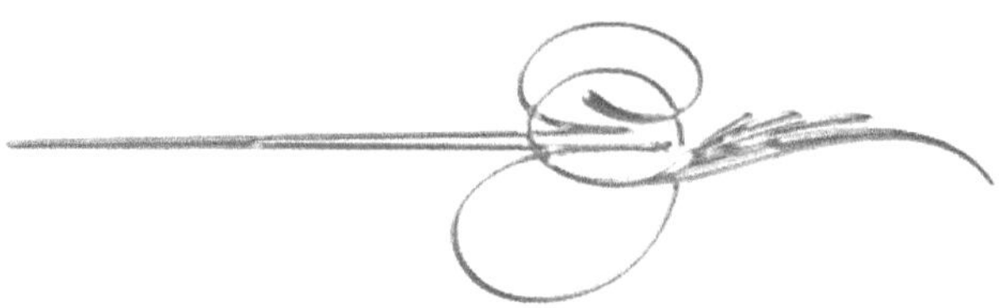

Não precisas de muralhas! As muralhas não te protegem, te isolam.

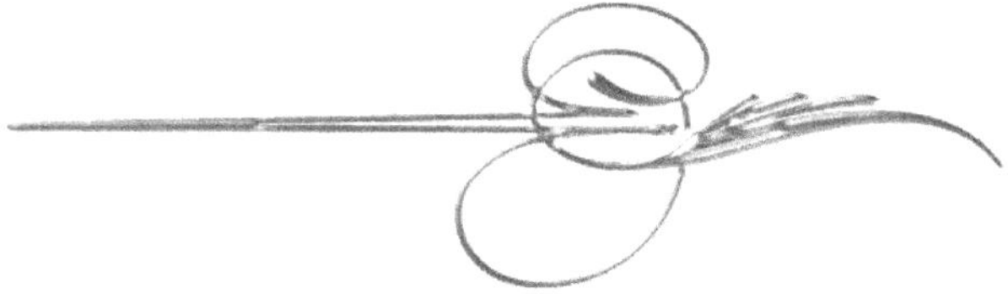

Se desejas tanto a liberdade e a felicidade, não vês que ambas estão dentro de ti? Pensas que a tens e a terás. Age como se fossem tuas e serão.

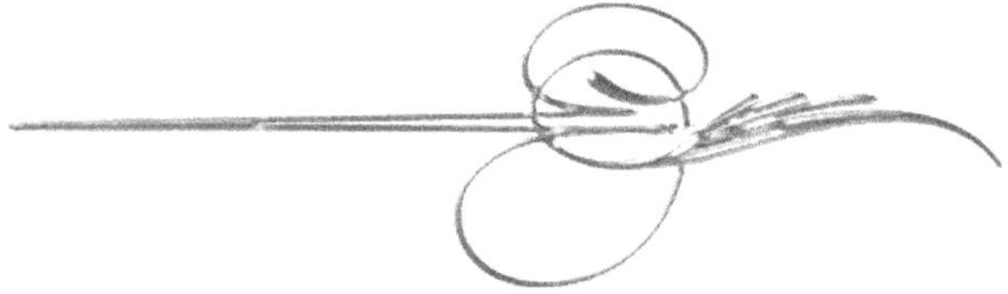

Em cada escolha arriscas a vida que poderias ter; em cada decisão, perdê-la.

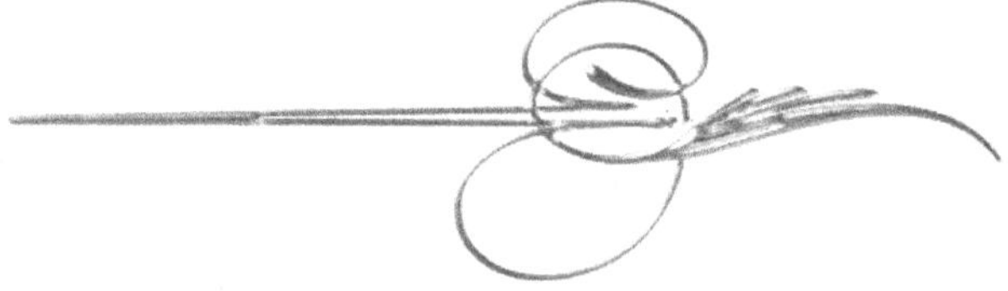

Estou aqui não porque deva estar, nem porque me sinto cativo nesta situação, mas porque prefiro estar contigo a estar contigo a estar em qualquer outro lugar no mundo.

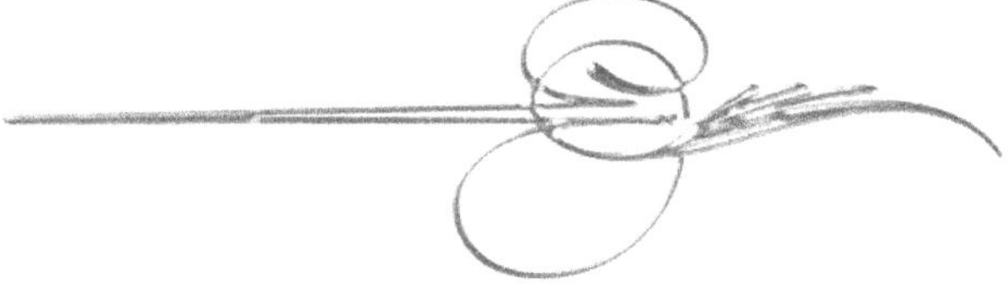

Sem dúvida, tua couraça te protege de quem deseja te destruir. Mas se não deixares cair, ela te isolará também da única pessoa que pode te amar.

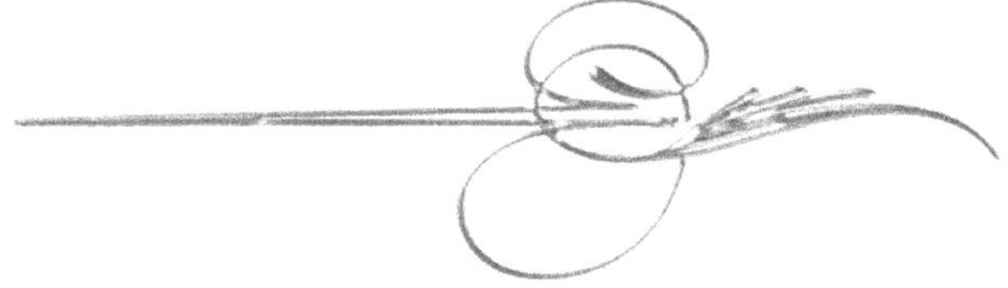

Vive tentando realizar muitas das coisas com que sempre sonhaste e não te sobrará tempo para te sentires mal.

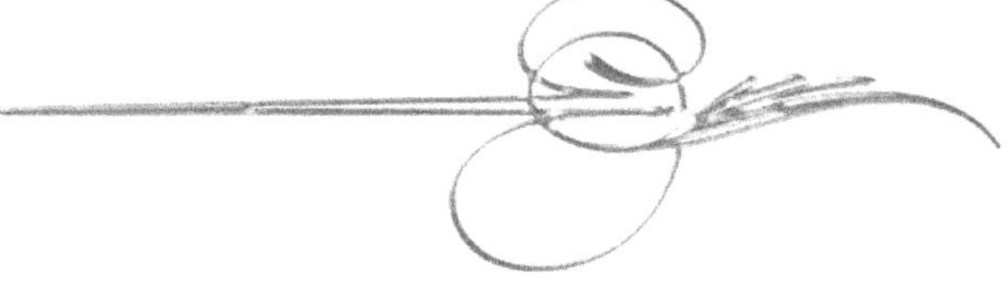

Se buscas a segurança antes da felicidade, a segunda será o preço que terás que pagar pela primeira.

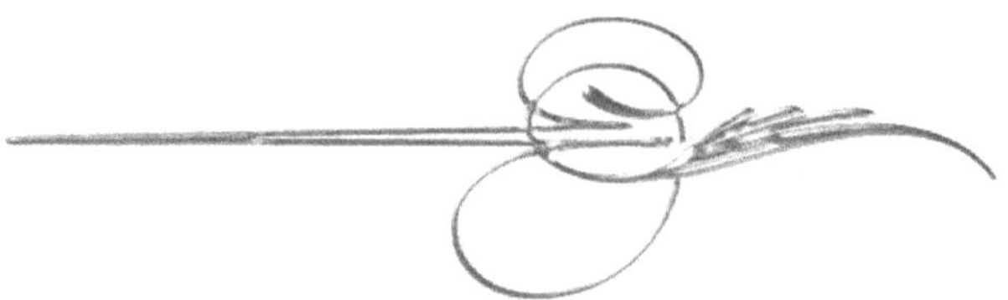

A única coisa que destrói os sonhos é resignar-se às concessões.

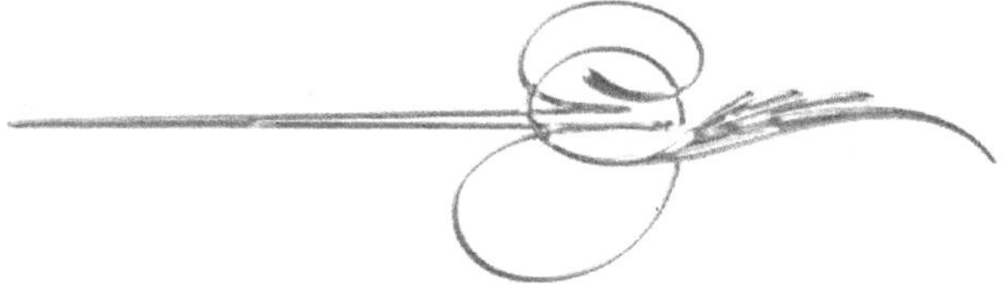

Os problemas existem para serem resolvidos. A liberdade, para comprová-la.

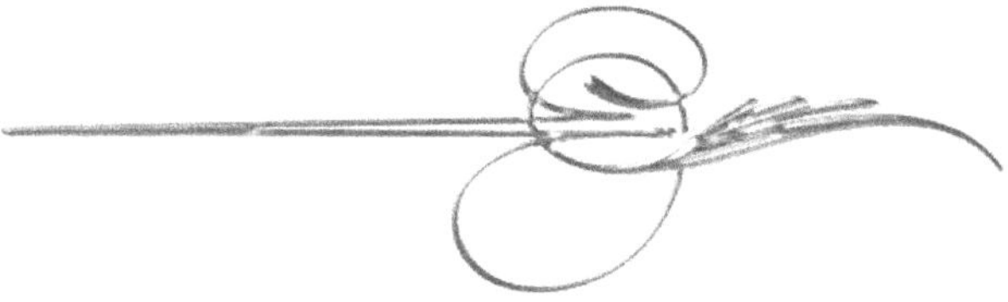

Aqueles que não amam a mudança são, verdadeiramente, visitantes da Terra.

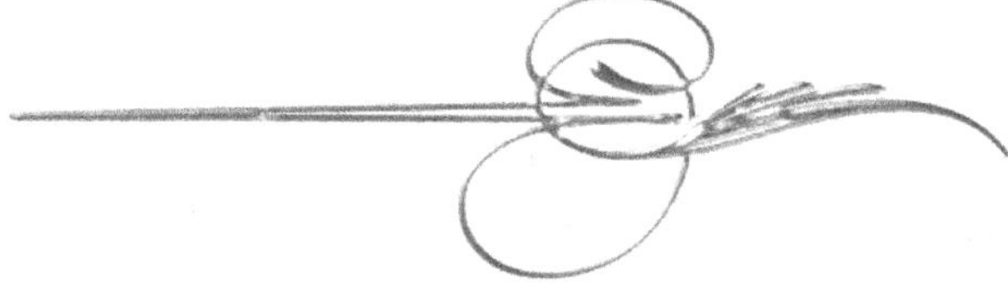

Quantos vivem toda a vida sem descobrir o que sabem e amam? Tantos. Não ser um desses é essa a tua missão.

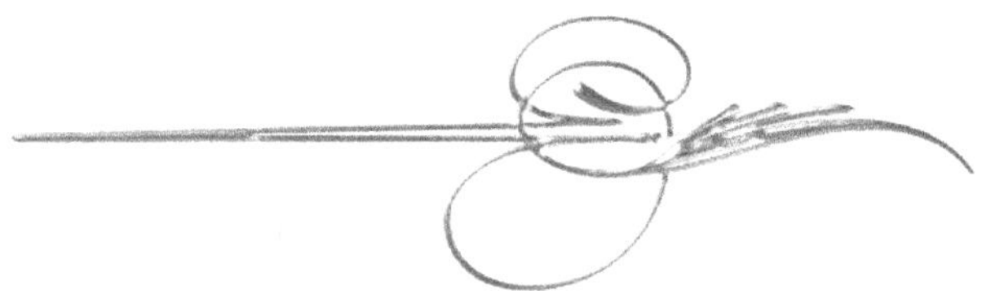

Amar alguém incondicionalmente é não nos preocuparmos com o que essa pessoa é ou faz.

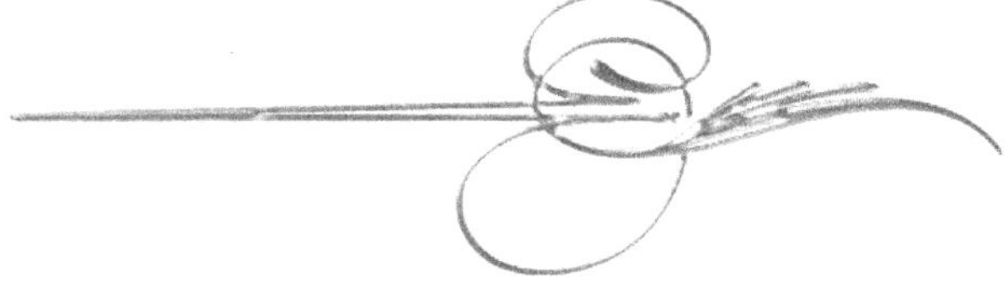

Mais um ano longe de ser criança? Isso não me parece ser o mesmo que crescer.

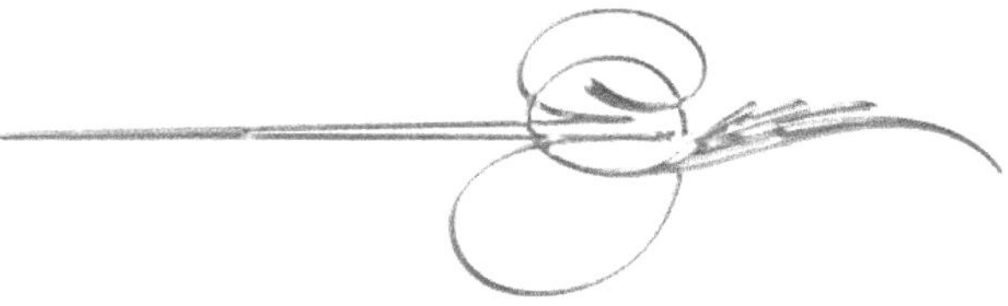

Podemos oferecer um presente, mas não podemos obrigar ninguém a aceitá-lo.

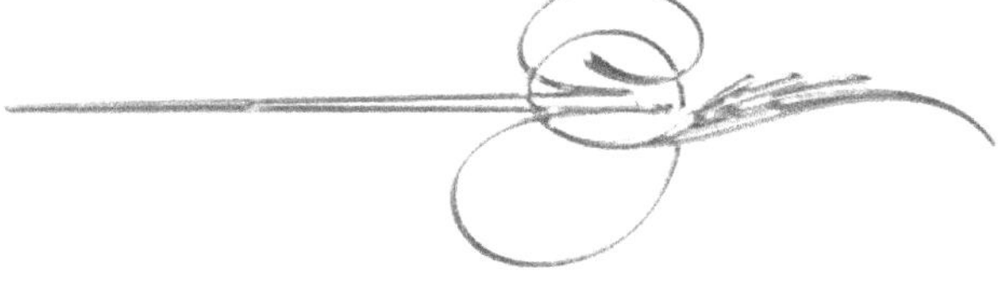

Não existe um problema que não ofereça uma dádiva para você. Você procura os problemas porque precisa das dádivas por ele oferecidas...

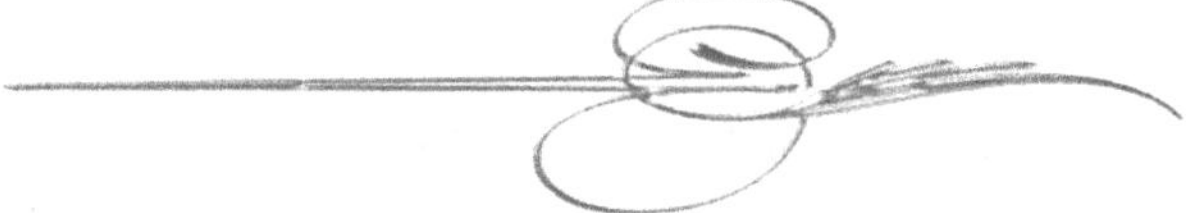

Cada pessoa, todos os fatos de sua vida ali estão porque você os pôs ali... O que fazer com eles cabe a você resolver...

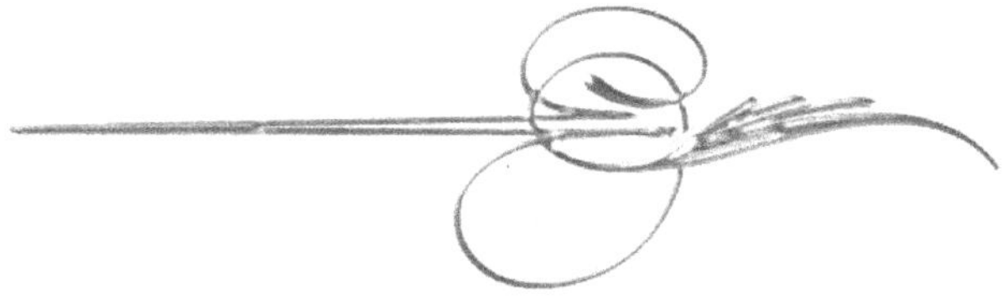

Não chore nas despedidas, pois elas constituem formalidades obrigatórias para que se possa viver uma das mais singulares emoções da vida: O reencontro.

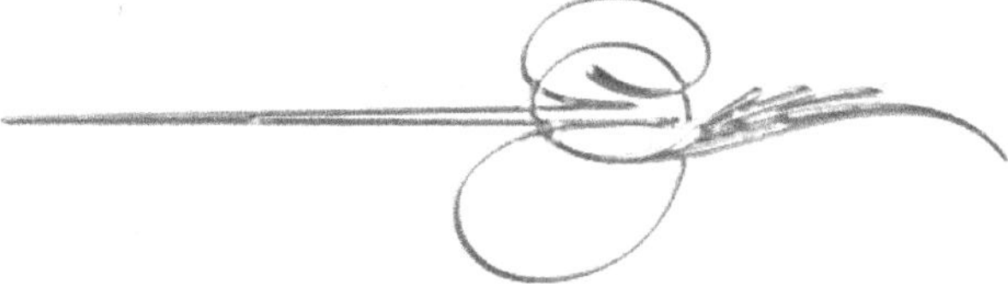

O pecado original é limitar o ser.

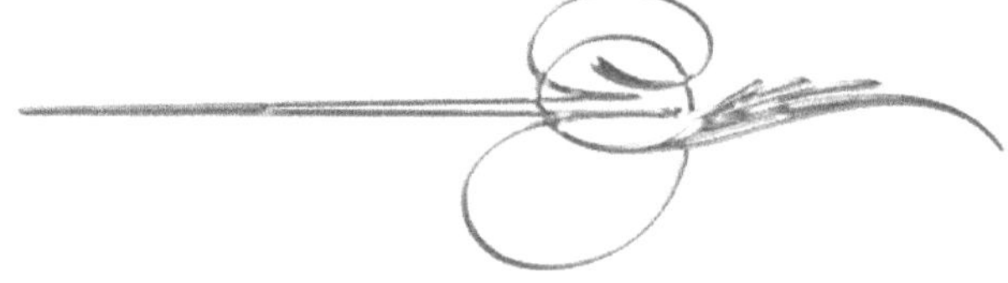

Se você ama alguém, deixe-o livre. Se ele voltar, é seu.
Se não, nunca foi.

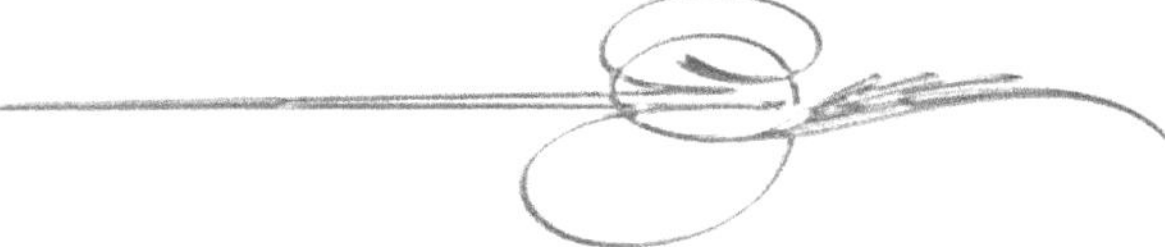

Sê fiel a ti mesmo. Eis tua única missão.

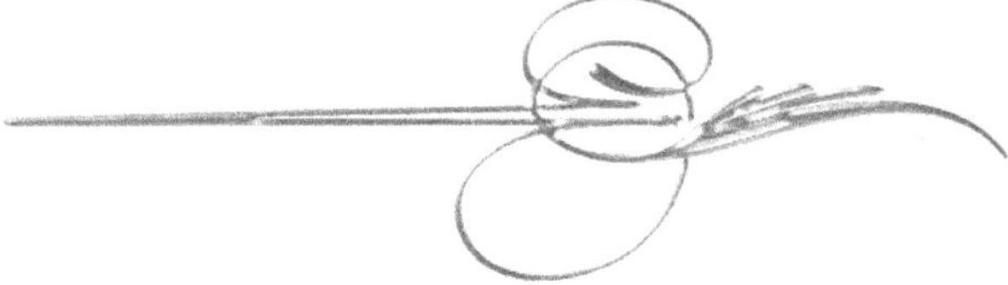

Cada um de nós é, na verdade, uma ideia ilimitada da liberdade. Devemos rejeitar tudo o que nos limite.

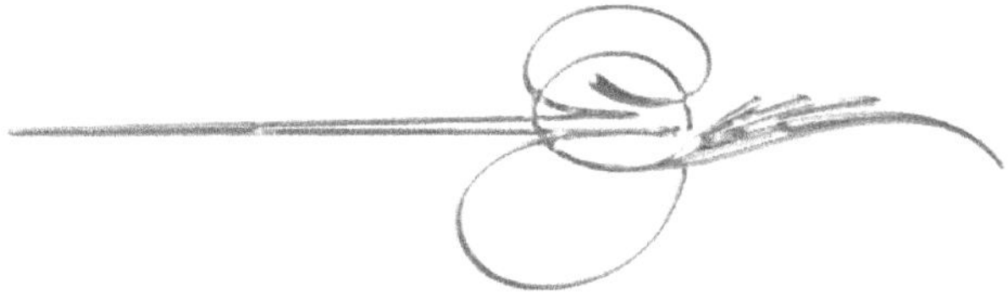

Um ser humano é uma expressão de vida, espalha luz e reflete o amor em qualquer dimensão que decida tocar.

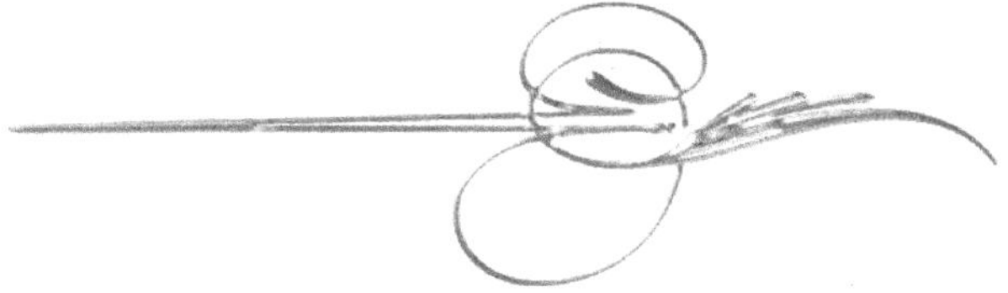

A humanidade não é uma descrição física, mas uma meta espiritual. Não é algo que nos seja dado, mas algo que conquistamos.

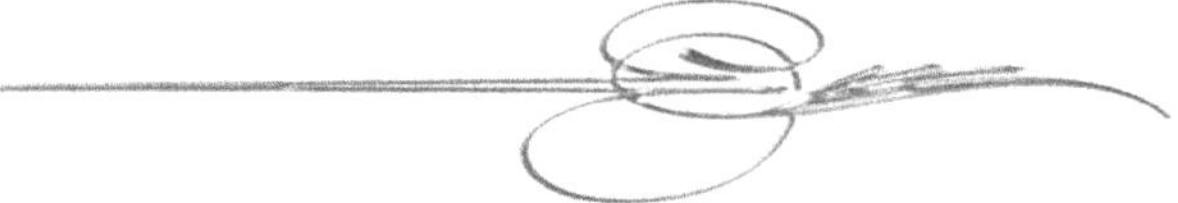

O que você faria se não tivesse medo?

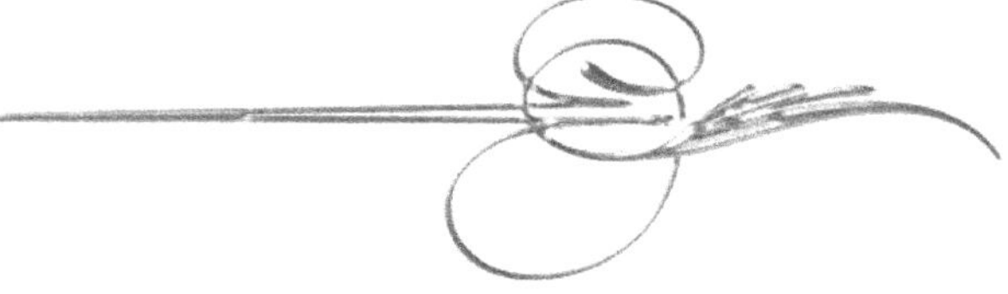

Cada mundo tem suas próprias leis e suas concepções sobre quem é dono de que coisa: quase todas são diferentes.

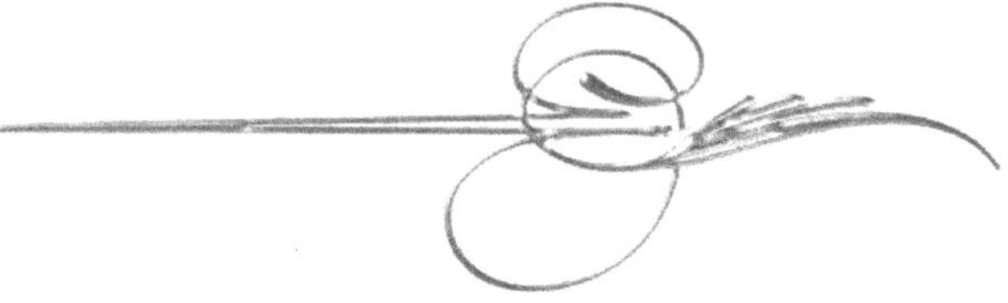

Para viveres livre e feliz deves sacrificar a rotina, mas isso quase nunca é um sacrifício fácil.

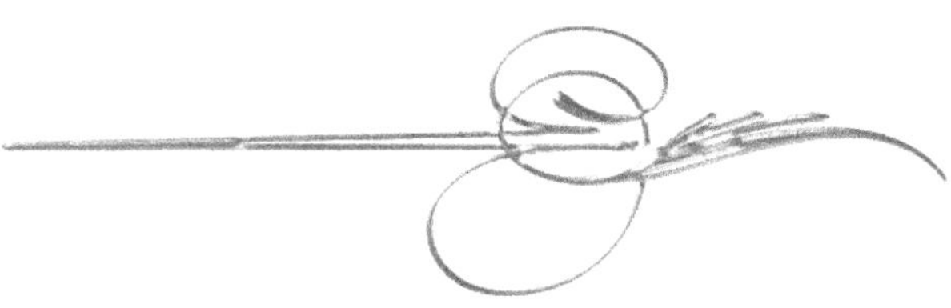

Aquilo que você mais sabe ensinar, é o que você mais precisa aprender...

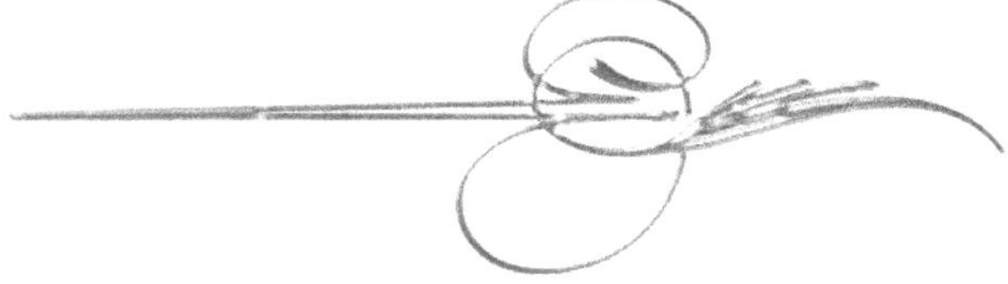

Aprender é descobrir aquilo que você já sabe. Fazer é demonstrar que você o sabe. Ensinar é lembrar aos outros que eles sabem tanto quanto você.

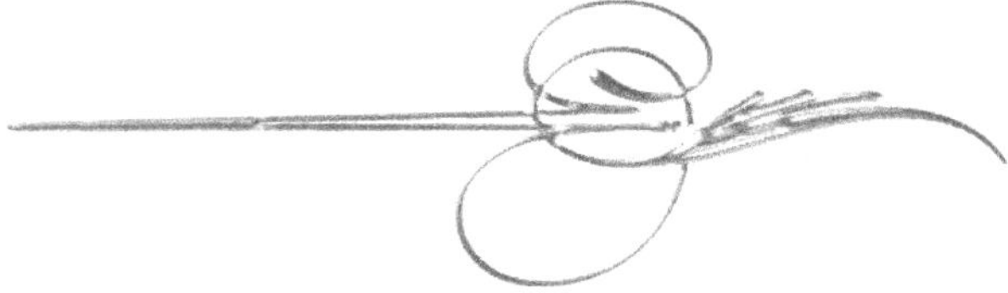

A tua única obrigação durante toda a tua existência é seres verdadeiro para contigo próprio.

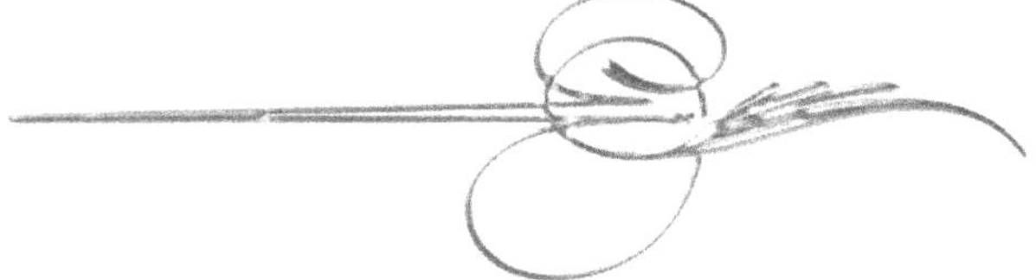

Os questionamentos mais simples são os mais profundos:
Onde vais? Onde fica teu lar? O que fazes? Faz as
mesmas perguntas de tempos em tempos e observa
como mudam as tuas resoluções.

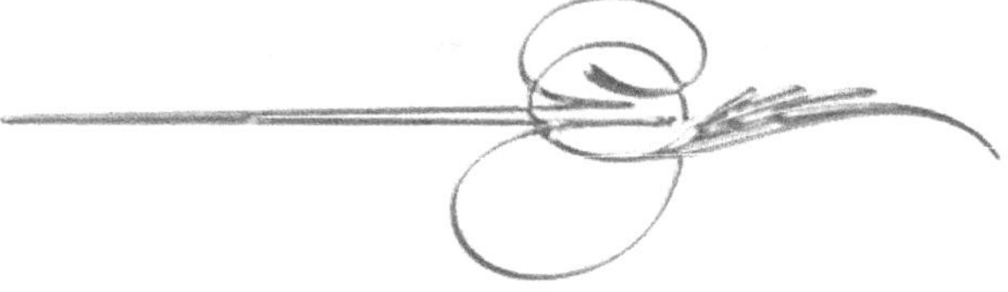

Mais cedo ou mais tarde, os que vencem são aqueles que
acreditam que conseguem.

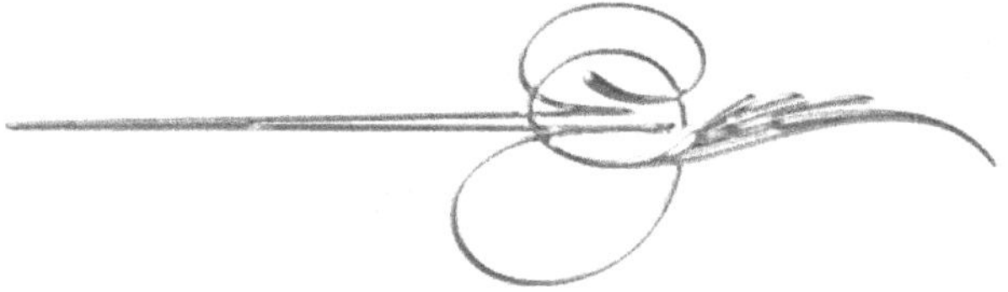

Vê mais longe a gaivota que voa mais alto.

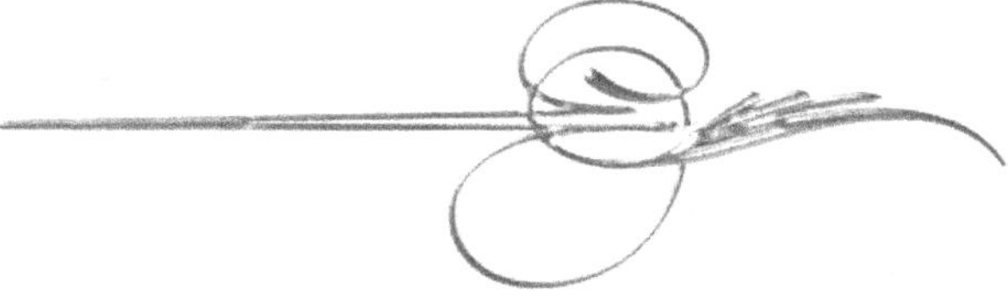

Coisas ruins não são o pior que nos pode acontecer. O
que de pior nos pode acontecer é o nada.

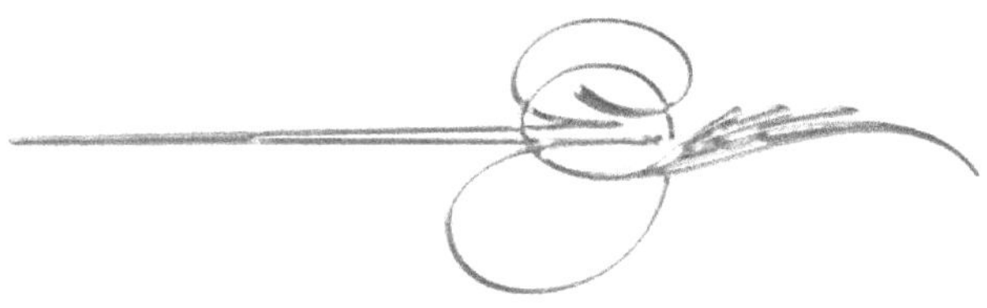

Qualquer ideia poderosa é de todo fascinante e de todo inútil até resolvermos usá-la.

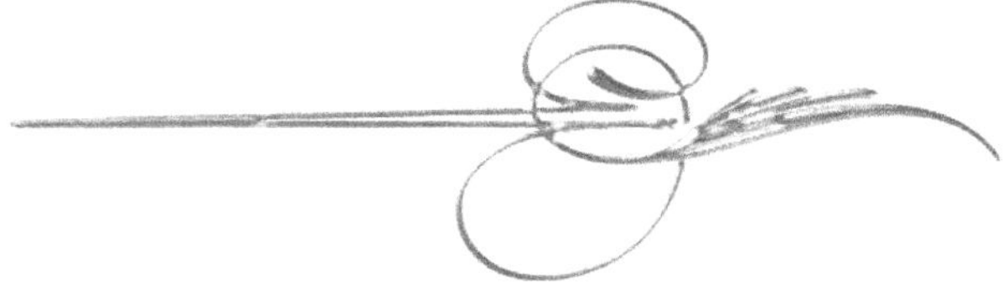

Seríamos os mesmos se soubéssemos o que nos espera para lá do espaço e do tempo?

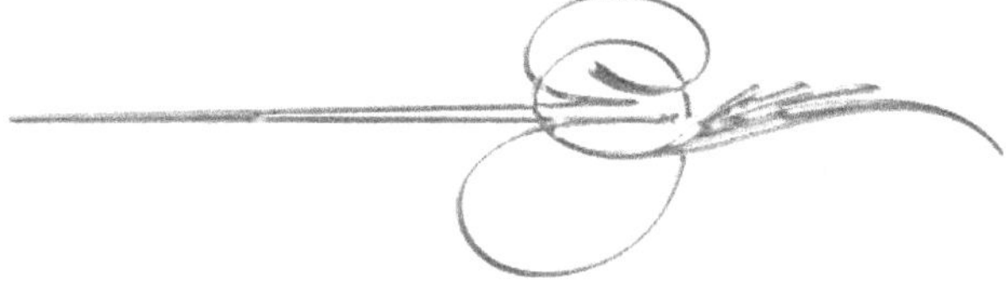

O mundo é o seu caderno, as páginas em que você faz suas somas. Não é a realidade, embora você possa exprimir a realidade ali, se quiser. Você também tem a liberdade de escrever tolices, ou mentiras, ou rasgar as páginas.

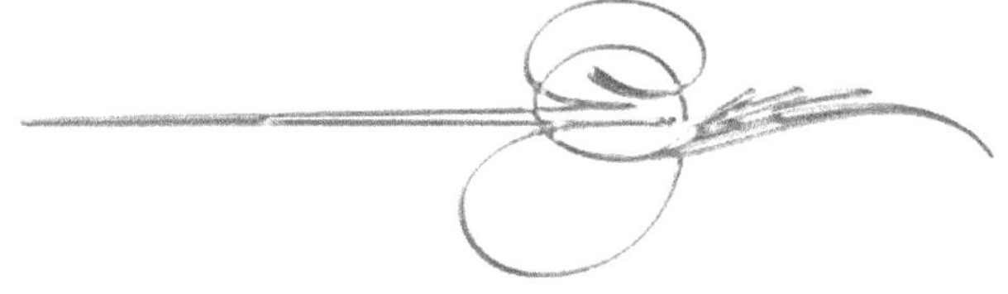

Os seus amigos o conhecerão melhor no primeiro minuto
que se conhecerem do que os seus conhecidos o
conhecerão em mil anos.

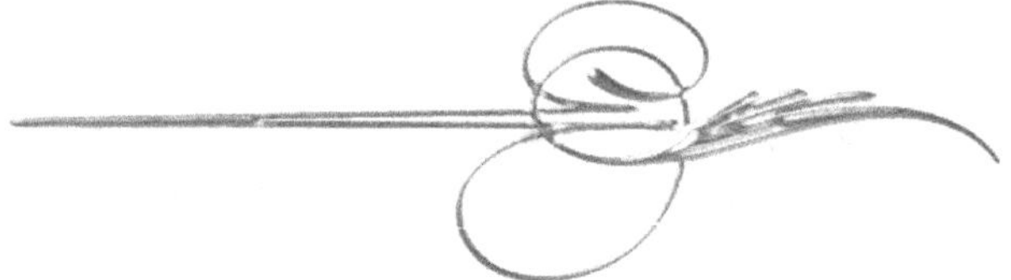

Viva de modo a nunca se arrepender se algo que você
faça ou diga for publicado pelo mundo fora - mesmo que o
que for publicado não seja verdade.

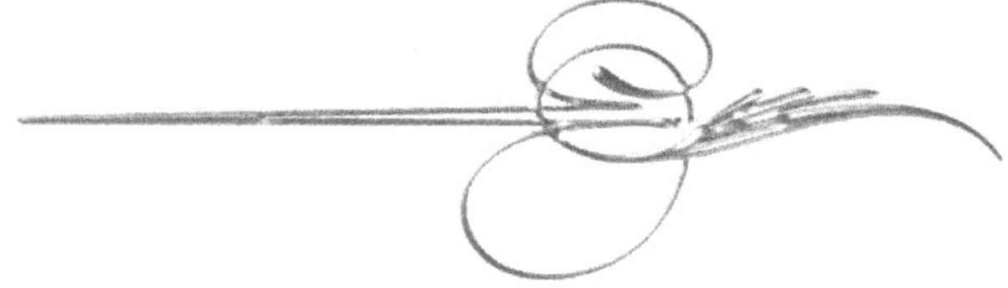

Quando iniciamos a vida, cada um de nós recebe um
bloco de mármore e as ferramentas necessárias para
convertê-lo em escultura. Podemos arrastá-lo intacto a
vida toda, podemos reduzi-lo a cascalho ou podemos dar-
lhe uma forma gloriosa.

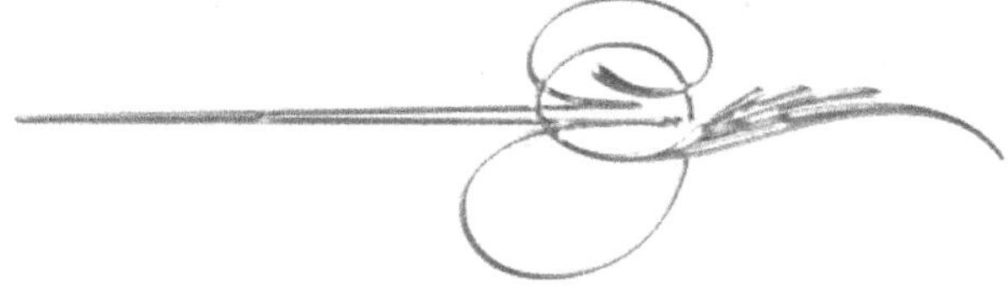

Quando você chega ao limite de toda luz que você
conhece, e está a ponto de dar um passo na escuridão, fé

é saber que uma dessas coisas vai acontecer: vai haver chão, ou você vai ser ensinado a voar.

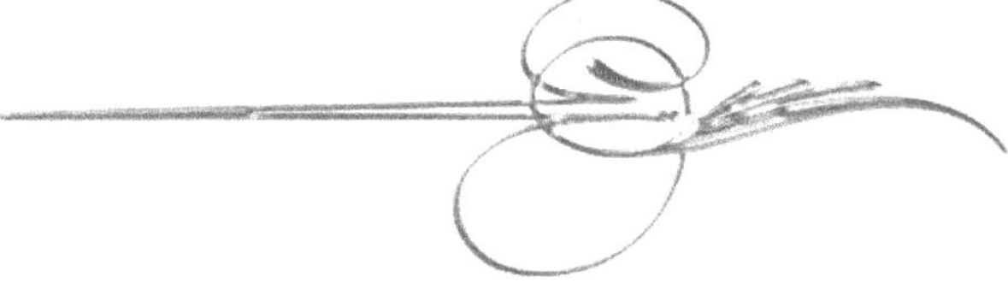

Você nunca recebe um desejo sem receber também o poder de realizá-lo Você pode ter que trabalhar por ele, porém.

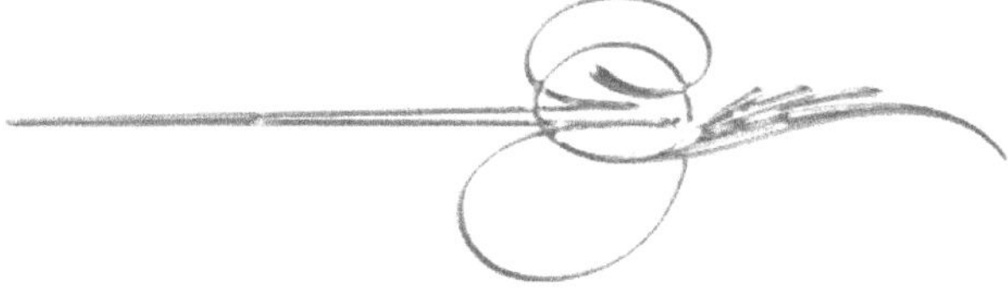

Uma nuvem não sabe por que se move em tal direção e em tal velocidade. Sente apenas um impulso que a conduz para esta ou aquela direção. Mas o céu sabe os motivos e os desenhos por trás de todas as nuvens, e você também saberá, quando se erguer o suficiente para ver além dos horizontes.

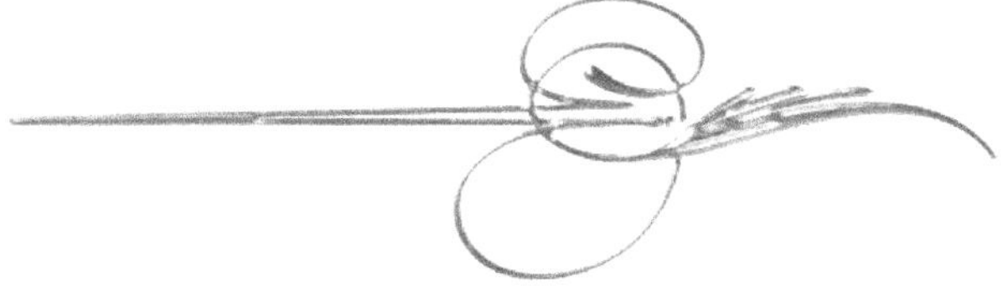

É um processo lento, mudar de princípios, e nunca saberás que eles mudaram até que alguma coisa que era certa para ti simplesmente deixe de o ser.

Se você depender das pessoas se importarem com o que diz, estará dependendo dos outros para a sua felicidade.

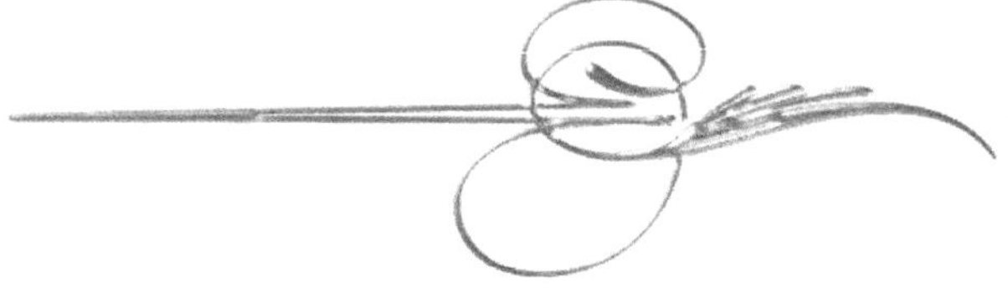

Se vocês tanto desejam a liberdade e a alegria, não podem ver que não se encontram em nenhum lugar fora de vocês? Diga que as tem e assim será. Ajam como se fossem suas, e serão!

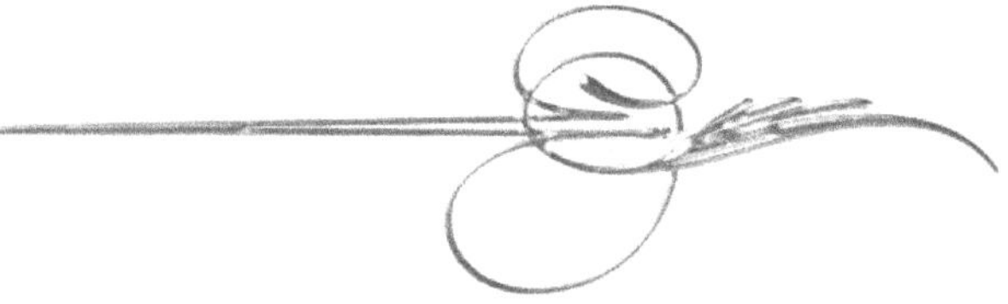

– Escute! – disse ele, atravessando o abismo entre nós. – Este mundo? E o que há nele? Ilusões, Richard. Tudo ilusões!

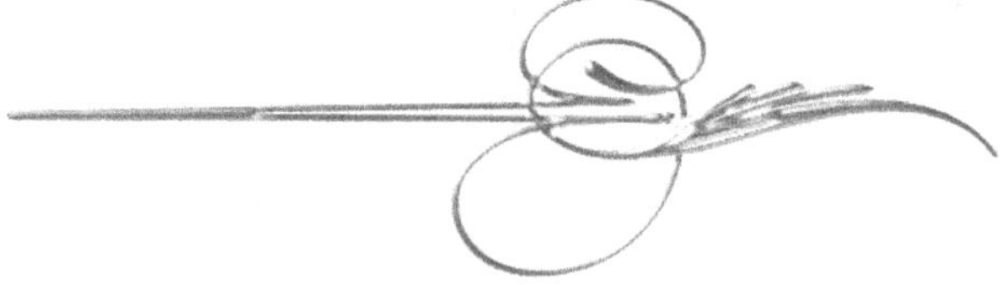

No caminho de nossa felicidade encontraremos o conhecimento para o qual escolhemos esta vida.

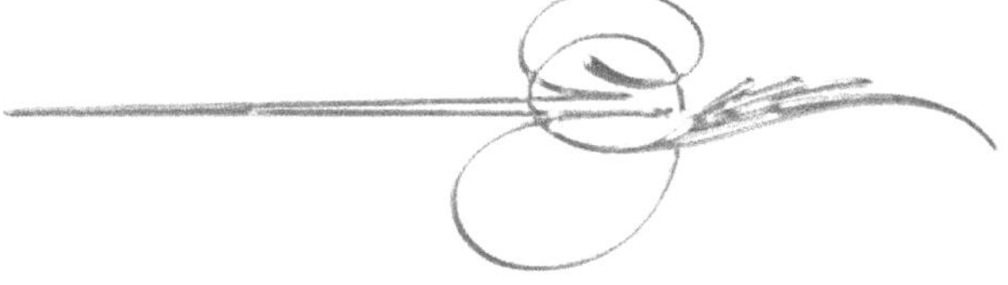

O laço que une a sua família verdadeira não é de sangue, mas de respeito e alegria pela vida um do outro. Raramente os membros de uma família se criam sob o mesmo teto.

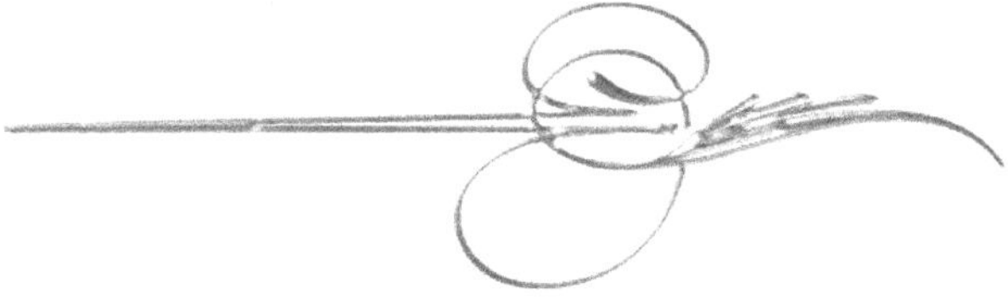

Dentro de nós está o poder de nosso consentimento para a saúde e a doença, a riqueza e a pobreza, a liberdade e a escravidão. Somos nós que controlamos isso, e não os outros.

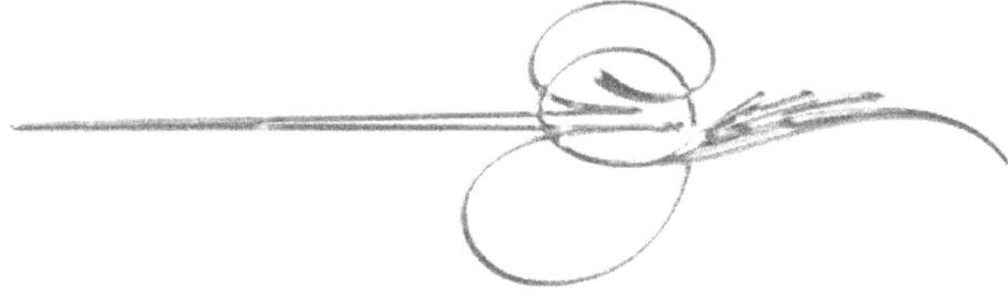

Não creia no que os seus olhos lhe dizem. Tudo o que mostram é limitação. Olhe com o entendimento.

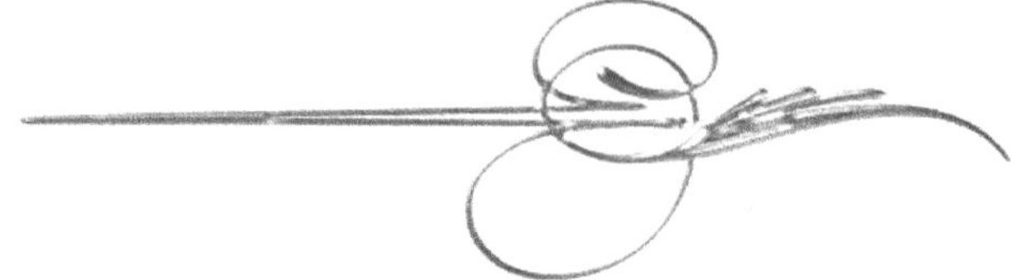

Leonardo da Vinci

Leonardo da Vinci (1452-1519) nasceu na pequena aldeia de Vinci, perto de Florença, Itália, no dia 15 de abril de 1452. Filho do tabelião Pierro e da jovem Catarina, ainda menino, já desenhava e pintava.

Em 1466, muda-se com a família para Florença. Com 16 anos torna-se aprendiz do pintor e escultor florentino Andrea del Verrocchio, onde trabalhava Boticelli, Filippino Lippi, entre outros pintores, protegidos do governador Lourenço de Medici.

O primeiro trabalho importante de Da Vinci foi uma parte da tela "O Batismo de Cristo", de Verrocchio, quando pintou os anjos e a paisagem à esquerda do quadro.

Em 1478, Leonardo da Vinci recebeu a encomenda para executar um painel do altar para a capela de São Bernardo, no Palácio da Senhoria. Em 1481 ele foi encarregado de pintar um painel para a igreja dos frades de São Donato, de Scopeto, próxima de Florença, mas a obra "Adoração dos Magos" ficou inacabada.

Em 1482, com 30 anos, Da Vinci transferiu-se para Milão e ofereceu seus serviços a Ludovico Sforza, o Duque de Milão, apresentando-se como engenheiro, arquiteto e pintor. Em 1483 pinta o quadro "A Virgem das Rochas", da qual existem duas versões, uma no Museu do Louvre e a outra, provavelmente posterior, na Galeria Nacional de Londres.

Em 1495, Leonardo da Vinci inicia a obra "A Última Ceia", um afresco de dimensões consideráveis, 9 metros de largura e 4 metros e 20 cm de altura, numa parede do Convento de Santa

Maria dele Grazie, em Milão. Foram três anos de trabalho, desenhando e redesenhando as figuras da Ceia.

Nessa época, pinta o quadro "A Dama com Arminho", o retrato de Cecília Gallerani, a amante de 14 anos do duque de Milão.

Leonardo da Vinci ficou em Milão até 1499 para projetar a catedral, mas acabou esboçando e construindo a rede de canais e um vasto sistema de irrigação e abastecimento de água. Fez o projeto completo da urbanização da cidade. Nesse mesmo ano, quando os franceses invadiram a cidade, Leonardo retornou para Florença. Viaja o tempo todo.

Em Veneza, Da Vinci estuda o sistema defensivo da cidade ameaçada pelos turcos. Estuda anatomia e é acusado de desrespeito aos mortos, por dissecar cadáveres, prática que constituía crime, além de ser pecado contra a Igreja. Registrou inúmeros desenhos no "Tratado de Anatomia" que escreveu.

De volta a Florença é nomeado Engenheiro Militar e acompanha César Bórgia nos seus empreendimentos de guerra. Em 1503, inicia a tela Gioconda. Segundo o pintor e biógrafo Giorgio Vasari (1511-1574) Francesco del Giocondo, um rico florentino, encomendou a Leonardo o retrato de sua mulher.

Em 1507 é nomeado pintor e engenheiro na corte de Luís XII da França, Nesse mesmo ano termina a **Mona Lisa** de Giocondo, que se tornou o quadro mais célebre da pintura ocidental. Hoje está no Museu do Louvre, em Paris.

Leonardo da Vinci viveu em Roma entre 1513 e 1516, onde foi protegido pelo irmão do Papa Leão X. Coloca-se a serviço de Juliano de Medici. Nessa época, pinta "São João Batista", provavelmente sua última obra.

Com a morte de Juliano, da Vinci deixa definitivamente a Itália e transfere-se para o Castelo de Cloux, em Amboise, na França, uma residência de Francisco I. Leva os seus manuscritos, centenas de desenhos e três quadros, todos feitos por encomenda e nenhum deles entregue.

Leonardo da Vinci faleceu no Castelo de Cloux, Amboise, França, no dia 2 de maio de 1519. Foi sepultado no convento da Igreja de Saint Florentin, em Amboise.

Obras de Leonardo da Vinci

- O Batismo de Cristo (anjos e paisagens),1475
- A Anunciação, 1475
- Ginevra de Benci, 1476
- Virgem Benois, 1478
- A Vígem de Granada, 1480
- A Virgem do Cravo, 1480
- São Jerônimo, 1480
- Dama Com Arminho, 1480
- Adoração dos Magos, 1481
- Virgem das Rochas, 1483
- Madona Litta, 1490
- Retrato de Um Músico, 1490
- La Belle Ferronniere, 1495
- A Última Ceia, 1497
- Salvator Mundi, 1500
- Virgem do Fuso, 1501
- Santana, a Virgem e o Menino, 1503
- A Batalha de Anghiari, 1505
- Mona Lisa, 1507
- Virgem dos Rochedos, 1508

- São João Batista, 1513

Prefiro a poesia. Um risco, um rabisco. E, depois disso, a
eternidade.

Repreende o amigo em segredo e elogia-o em público.

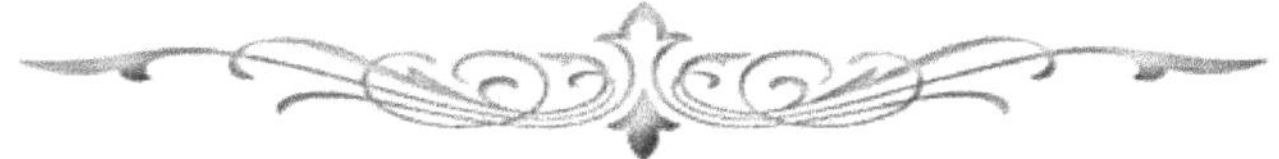

A experiência nunca falha, apenas as nossas opiniões
falham, ao esperar da experiência aquilo que ela não é
capaz de oferecer.

Aprender é a única coisa de que a mente nunca se cansa, nunca tem medo e nunca se arrepende.

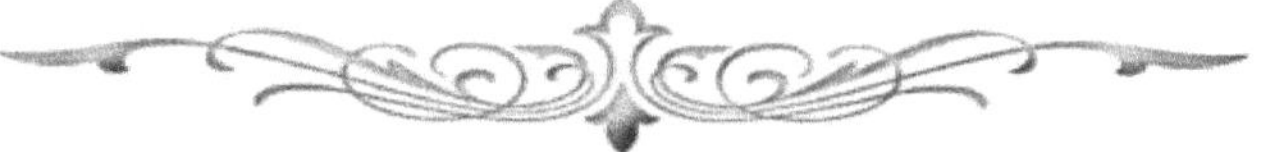

Onde há muito sentimento, há muita dor.

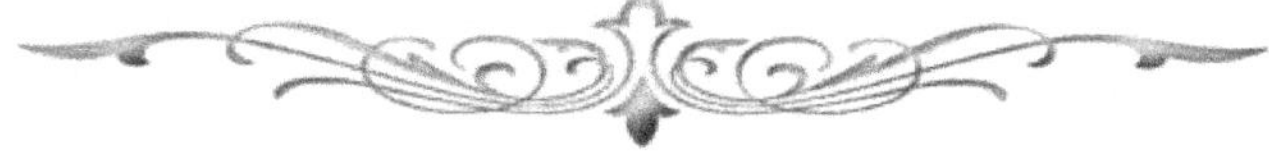

Melhor do que ter uma grande beleza, é ter um grande coração.

Nunca o homem inventará nada mais simples nem mais belo do que uma manifestação da natureza. Dada a causa, a natureza produz o efeito no modo mais breve em que pode ser produzido.

Que o teu trabalho seja perfeito para que, mesmo depois da tua morte, ele permaneça.

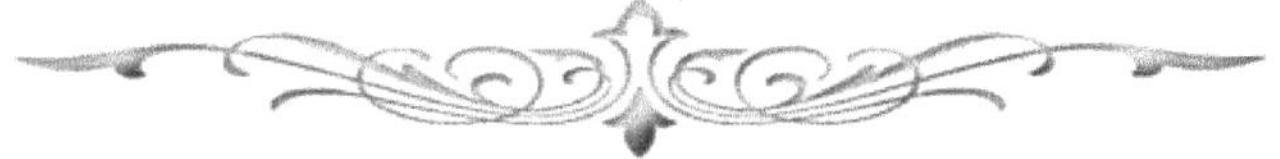

Um bom artista copia, um grande artista rouba.

Haverá um tempo em que os seres humanos se contentarão com uma alimentação vegetariana e julgarão a matança de um animal inocente da mesma forma como hoje se julga o assassino de um homem.

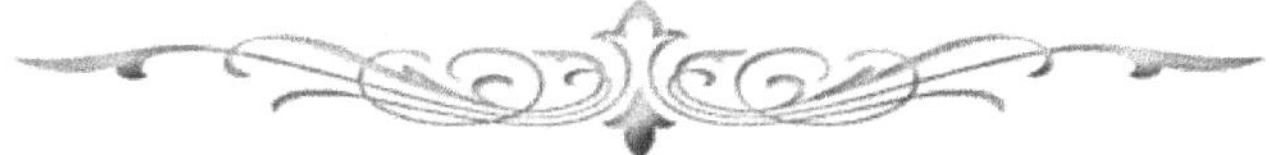

Pouco conhecimento faz com que as pessoas se sintam orgulhosas. Muito conhecimento, que se sintam humildes.

Pobre é o discípulo que não excede o seu mestre.

Quem pouco pensa, engana-se muito.

A simplicidade é o último grau de sofisticação.

Porque vê a vista as coisas mais claramente em sonhos
do que a imaginação quando acordada?

Não é preciso estar junto, para estar perto, e sim dentro.

As mais lindas palavras de amor, são ditas no silêncio de
um olhar.

Os cinco sentidos são os guias da alma.

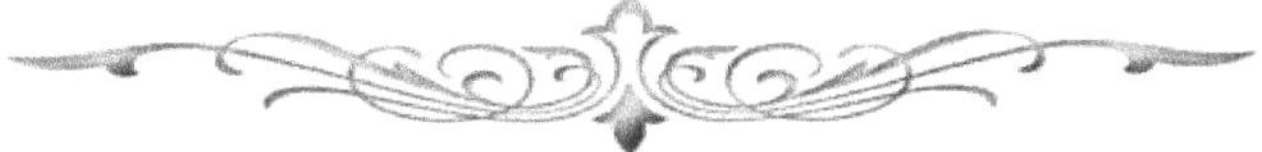

Não há coisa que mais nos engane do que o nosso juízo.

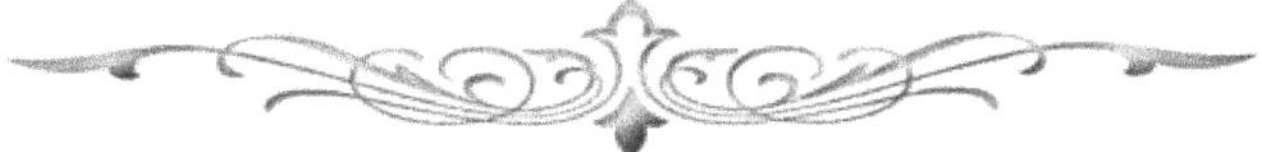

O mais nobre dos prazeres é o júbilo de quem
compreende.

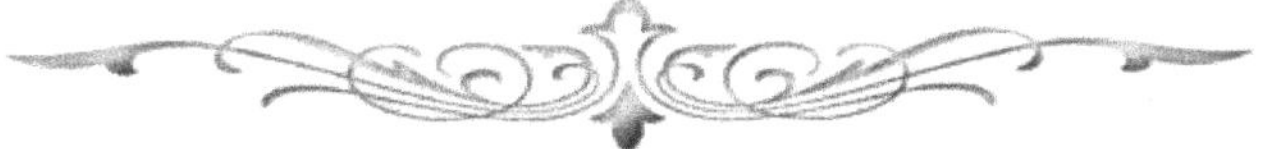

Não se volte, se a meta for as estrelas.

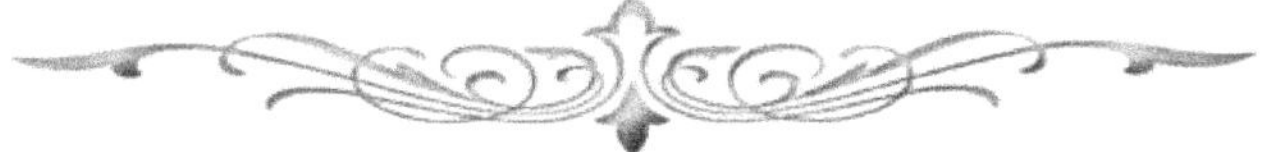

Quem não castiga o mal, ordena que ele se faça.

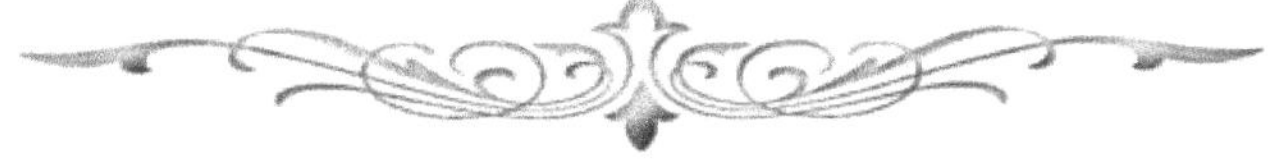

Se escolheres o prazer, conscientiza-te que atrás dele há alguém que só te trará atribulações e arrependimento.

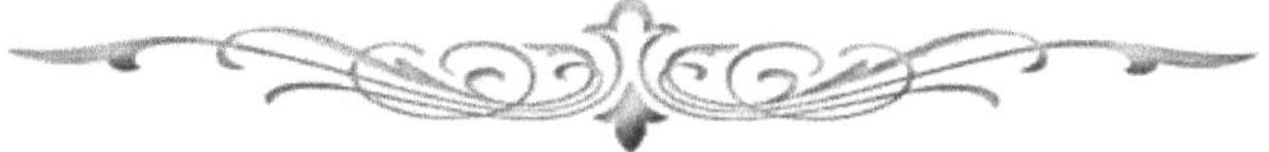

Prazer e dor são representados com os traços gêmeos, formando como que uma unidade, pois um não vem nunca sem o outro; e se colocam um de costas para o outro porque se opõem um ao outro.

O tempo dura bastante para aqueles que sabem aproveitá-lo.

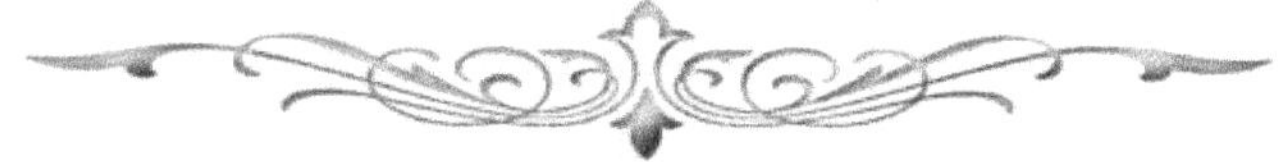

Quem não pode o que quer, queira o que pode.

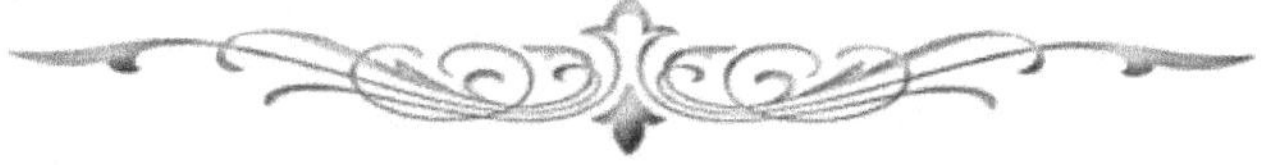

Uma vez que você prove o voo, nunca mais caminhará sobre a terra sem olhar para os céus, pois você já esteve lá, e para lá sua alma deseja voltar.

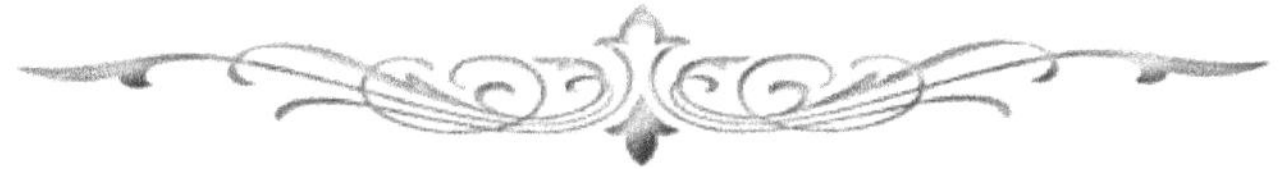

O ódio revela muita coisa que permanece oculta ao amor. Lembra-te disso e não desprezes a censura dos inimigos.

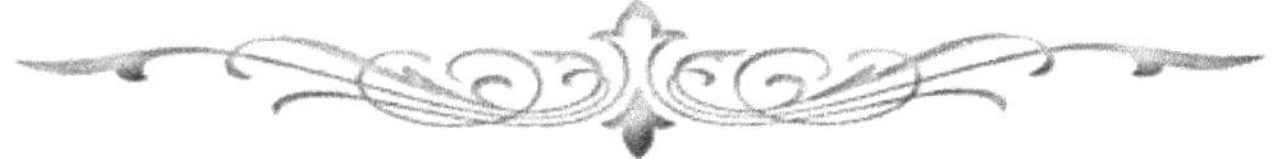

O amor é filho da compreensão; o amor é tanto mais veemente, quanto mais a compreensão é exata.

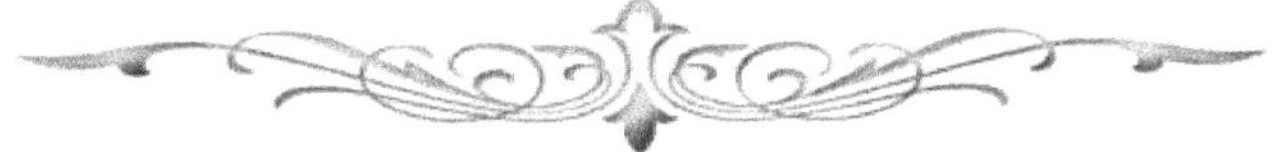

O olhar de quem odeia é mais penetrante do que o olhar de quem ama.

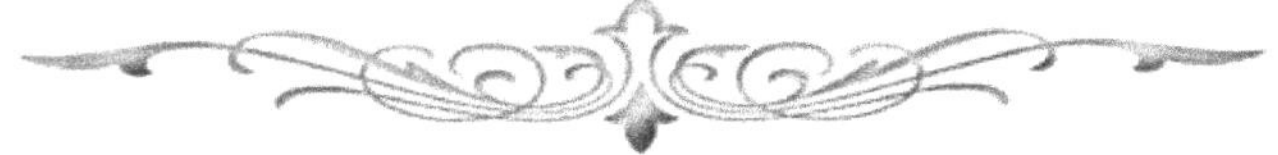

Não há conselho mais leal do que o que é dado num navio em perigo.

Jamais o sol vê a sombra.

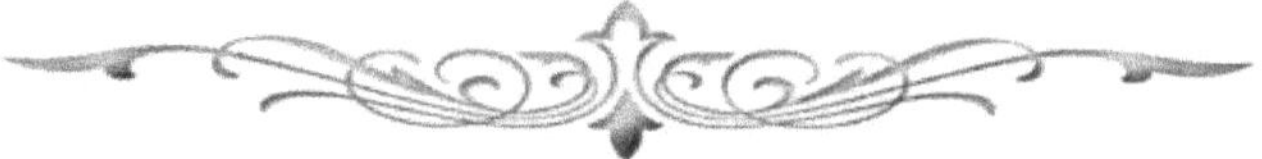

Não há domínio ao mesmo tempo maior e mais humilde
que o que exercemos sobre nós próprios.

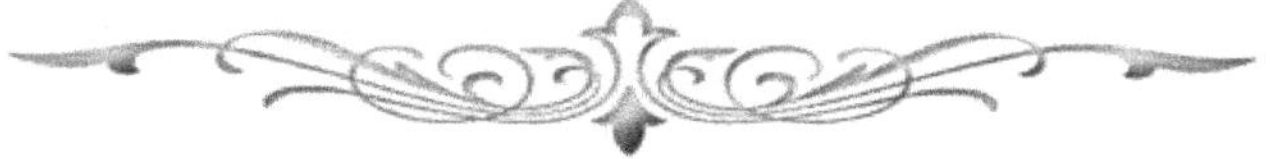

A necessidade é a melhor mestra e guia da natureza. A
necessidade é terna e inventora, o eterno freio e lei da
natureza.

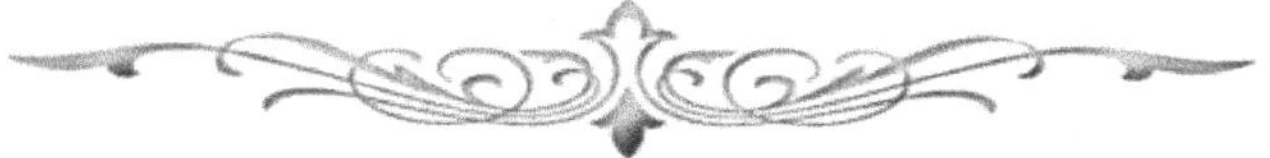

Que o teu orgulho e objetivo consistam em pôr no teu
trabalho algo que se assemelhe a um milagre.

Nunca imites ninguém. Que a tua produção seja como um
novo fenómeno da natureza.

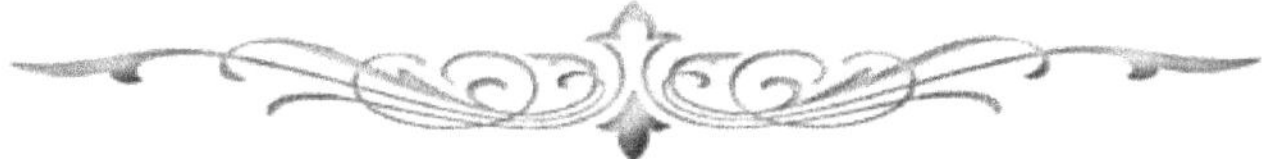

Quem discute alegando autoridade não usa a inteligência,
mas a memória.

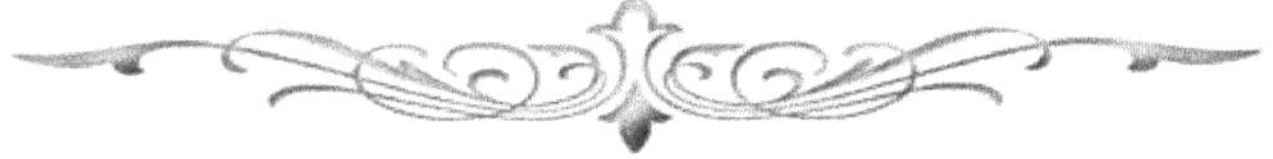

A paciência faz contra as ofensas o mesmo que as roupas
fazem contra o frio; pois, se vestires mais roupas
conforme o inverno aumenta, tal frio não te poderá afetar.
De modo semelhante, a paciência deve crescer em
relação às grandes ofensas; tais injúrias não poderão
afetar a tua mente.

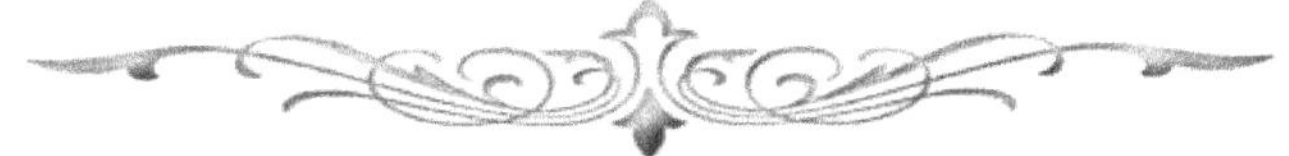

A arte diz o indizível; exprime o inexprimível, traduz o
intraduzível.

A mais nobre paixão humana é aquela que ama a imagem
da beleza em vez da realidade material. O maior prazer
está na contemplação.

Pouco conhecimento faz com que as pessoas se sintam
orgulhosas. Muito conhecimento, que se sintam humildes.
É assim que as espigas sem grãos erguem
desdenhosamente a cabeça para o Céu, enquanto que as
cheias as baixam para a terra, sua mãe.

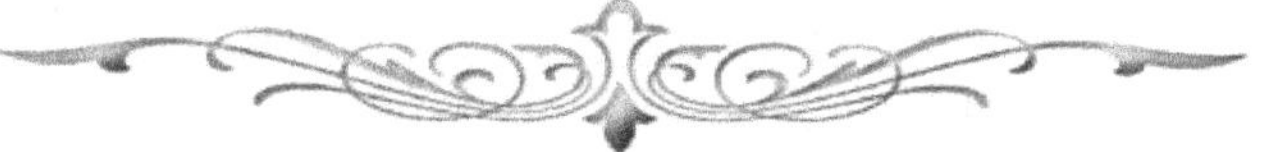

Não prever, é já lamentar.

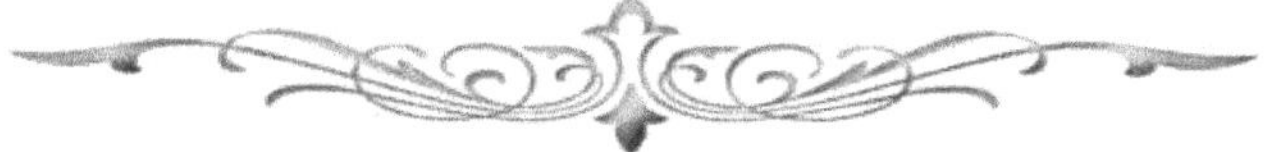

Todo o nosso conhecimento se inicia com sentimentos.

Quanto mais conhecemos, mais amamos.

A pintura é uma poesia que se vê e não se sente, e a poesia é uma pintura que se sente e não se vê.

Movem-se os amantes em direção aos simulacros das coisas amadas, para falar com as criaturas imitadas.

Quem pensa pouco, erra muito.

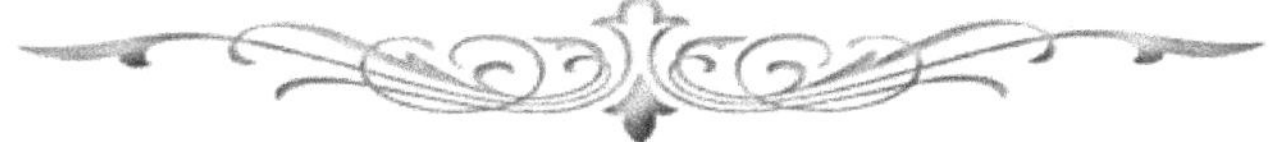

Nelson Mandela

Nelson Mandela (1918-2013) nasceu em Mvezo, África do Sul, no dia 18 de julho de 1918. Filho em uma família de nobreza tribal, da etnia Xhosa, recebeu o nome de Rolihiahia Dalibhunga Mandela.

Em 1925 ingressou na escola primária, onde recebeu da professora o nome de Nelson, em homenagem ao Almirante Nelson, seguindo um costume de dar nomes ingleses a todas as crianças que frequentavam a escola. Com nove anos de idade, após a morte do seu pai, Mandela foi levado para a vila real, onde ficou aos cuidados do regente do povo Tambu.

Ao terminar sua formação elementar entrou na escola preparatória, Clarkebury Boarding Institute, um colégio exclusivo para negros, onde estudou a cultura ocidental. Em seguida, ingressou no Colégio Healdtown, onde era interno.

Em 1939, Mandela ingressou no curso de Direito, na Universidade de Fort Hare, a primeira Universidade da África do Sul a ministrar cursos para negros.

Por se envolver em protestos, junto com o movimento estudantil, contra a falta de democracia racial na instituição, foi obrigado a abandonar o curso. Mudou-se para Joanesburgo, onde se deparou com o regime de terror imposto à maioria negra.

Em 1943, concluiu o bacharelado em Artes pela Universidade da África do Sul. Continuou os estudos de Direito, por correspondência, na universidade de Fort Hare. (Mais tarde receberia o título de "Doutor Honoris Causa", na tentativa de compensar a sua expulsão).

Em 1944, junto com Walter Sisulo e Oliver Tambo, Mandela fundou a "Liga Jovem do Congresso Nacional

Africano (CNA)", que se tornou o principal instrumento de representação política dos negros.

Entre as heranças deixadas pelos colonizadores europeus na África, o mais brutal foi o racismo da África do Sul.

Apoiados nas ideias de superioridade racial do branco, o homem europeu instituiu leis que sustentaram o regime de "apartheid" (separação), que foi instalado em 1948 pelo Partido Nacional.

Era proibido o casamento inter-racial, era obrigado o registro da raça na certidão, brancos e negros viviam em áreas separadas, onde as escolas, hospitais, praças etc. eram estabelecidos em locais distintos para as duas raças.

A segregação racial, a falta de direitos políticos e civis e o confinamento dos negros, em regiões determinadas pelo governo branco, provocou uma série de massacres e mortes da população negra.

Muitos homens e mulheres da comunidade negra sul-africana dedicaram suas vidas a essa grande causa: o fim do apartheid. Um dos mais notáveis líderes do movimento negro da África do Sul foi Nelson Mandela.

Em 1956, Mandela foi preso pela primeira vez, acusado de conspiração. Em 1960, diversos líderes negros foram perseguidos, presos, torturados, assassinados ou condenados. Entre eles estava Mandela, que em 1964 foi condenado à prisão perpétua. Ficou 27 anos no cárcere na Ilha de Robben.

Na década de 80, intensificou-se a condenação internacional ao apartheid que culminou com um plebiscito que terminou com a aprovação do fim do regime. No dia 11 de fevereiro de 1990, depois de 26 anos, o presidente da África do Sul Frederik de Klerk, liberta Mandela.

Ao sair da prisão, Mandela faz um discurso chamando o país para a reconciliação:

> *"Eu lutei contra a dominação branca e lutei contra a dominação negra. Eu tenho prezado pelo ideal de uma sociedade democrática e livre, na qual todas as pessoas possam viver juntas em harmonia e com iguais oportunidades. É um ideal pelo qual eu espero viver e que eu espero alcançar. Mas caso seja necessário, é um ideal pelo qual eu estou pronto para morrer".*

Em 1993, Nelson Mandela e o presidente assinam uma nova Constituição sul-africana, pondo fim a mais de 300 anos de dominação política da minoria branca, preparando a África do Sul para um regime de democracia multirracial. Nesse mesmo ano, recebem o Prêmio Nobel da Paz, pela luta em busca dos direitos civis e humanos no país.

Após longas negociações, Mandela conseguiu a realização das eleições multirraciais em abril de 1994. Seu partido saiu vitorioso, e Mandela foi eleito o primeiro presidente democrático da África do Sul.

Finalmente, seu governo, com maioria no parlamento, acabou com o longo período de opressão aprovando importantes leis em favor dos negros. Em 1995, seu governo estabeleceu a Comissão de Verdade e Reconciliação, para analisar as violações de direitos humanos cometidas durante o apartheid.

Foram esclarecidos desde episódios de violência cometidos pelos agentes do apartheid. O objetivo era expor a dor causada e buscar uma reparação, sem revanchismos.

Mandela, que governou até 1999, armou a população com o sentimento da conciliação nacional até eleger o seu sucessor. Em 2006, foi premiado pela Anistia Internacional, por sua luta em favor dos direitos humanos.

Nelson Mandela faleceu em Joanesburgo, África do Sul, no dia 5 de dezembro de 2013. Seu enterro foi realizado no domingo 15, em Qunu - onde passou a infância.

"O bravo não é quem não sente medo, mas quem vence esse medo."

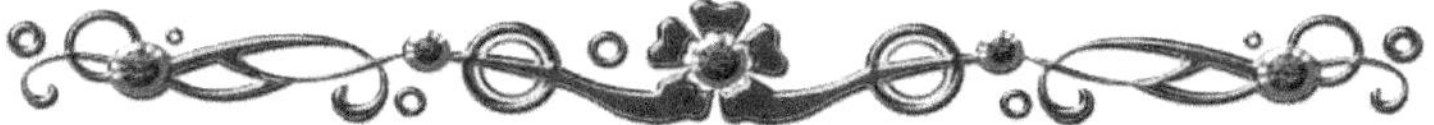

"Não há nada como regressar a um lugar que está igual para descobrir o quanto a gente mudou."

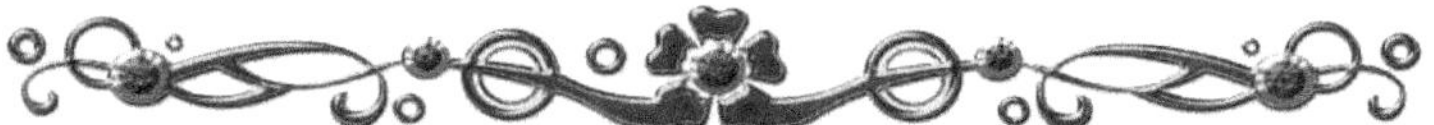

"A derrubada da opressão foi sancionada pela humanidade, e é a maior aspiração de cada homem livre."

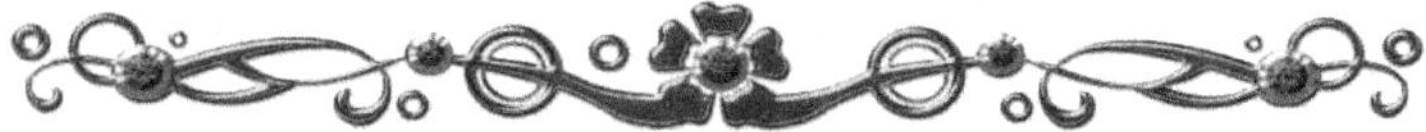

"Perdoem. Mas não esqueçam!"

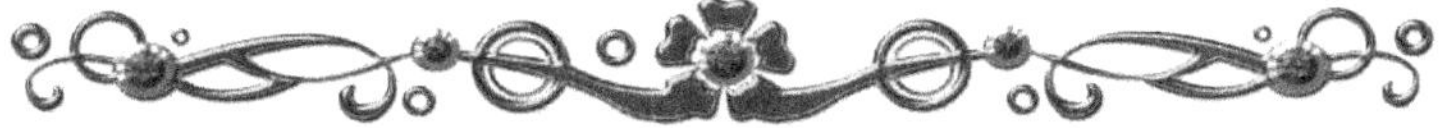

"Fofocar sobre os outros é certamente um defeito, mas é uma virtude quando aplicado a si mesmo"

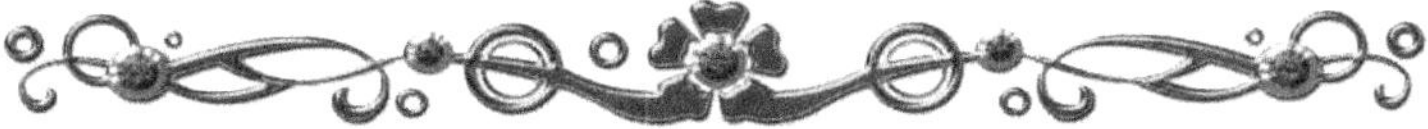

"Você não é amado porque você é bom, você é bom porque é amado"

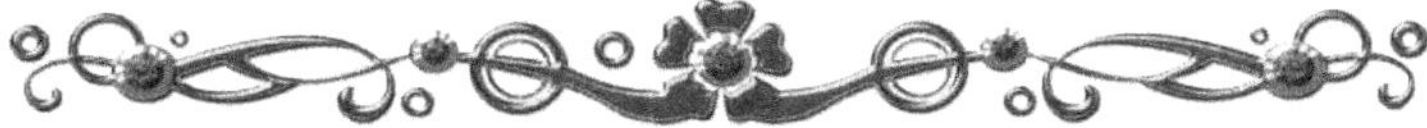

"A educação é a arma mais poderosa que você pode usar para mudar o mundo."

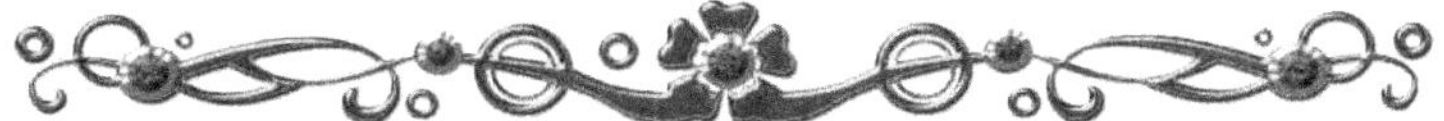

"Eu sou o capitão da minha alma."

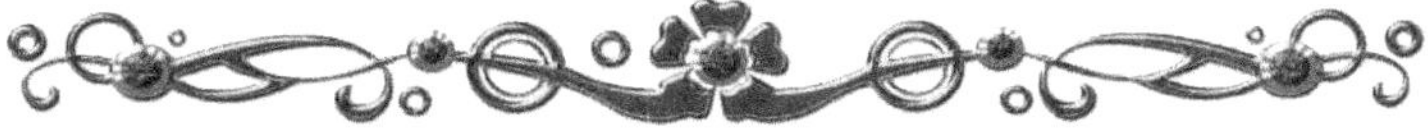

"A violência do governo só pode fazer uma coisa: gerar a contra violência."

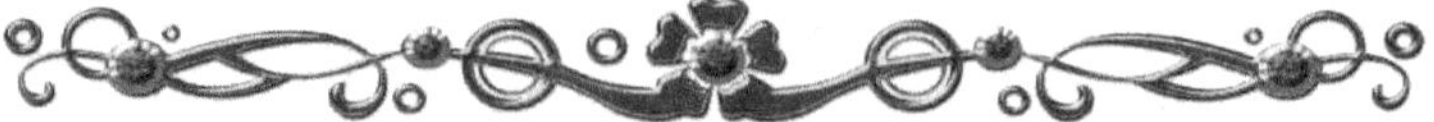

"Marcados nessas pedras você vai encontrar a dor de nossa luta, a tristeza de nossas perdas e os alicerces de nossa vitória."

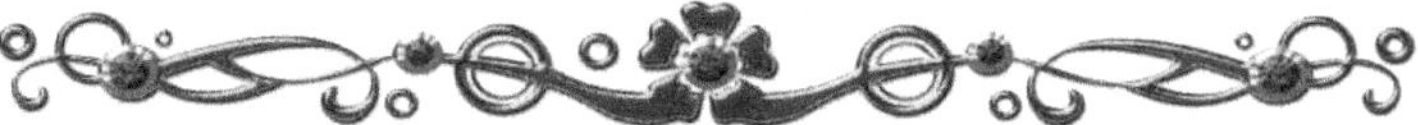

"Quando a água começa a ferver é uma estupidez tentar desligar o calor."

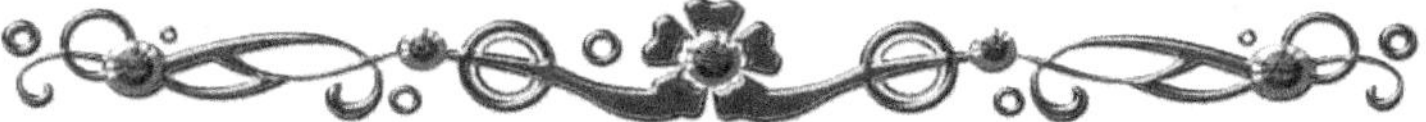

"O dinheiro não cria o sucesso, mas sim a liberdade de criar o sucesso."

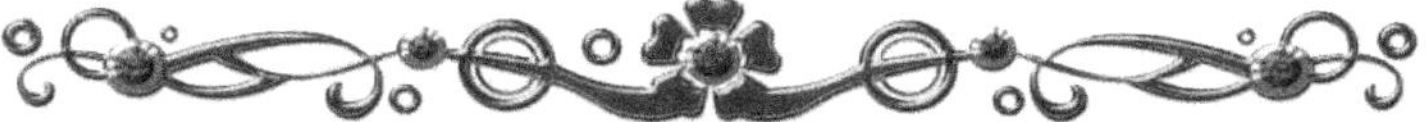

"Depois de termos conseguido subir a uma grande montanha, só descobrimos que existem ainda mais grandes montanhas para subir."

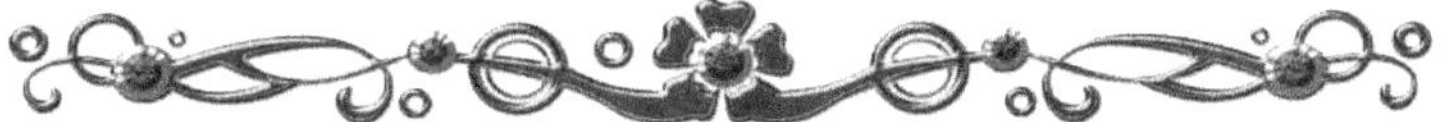

"Se falares a um homem numa linguagem que ele compreenda, a tua mensagem entra na sua cabeça. Se lhe falares na sua própria linguagem, a tua mensagem entra-lhe diretamente no coração."

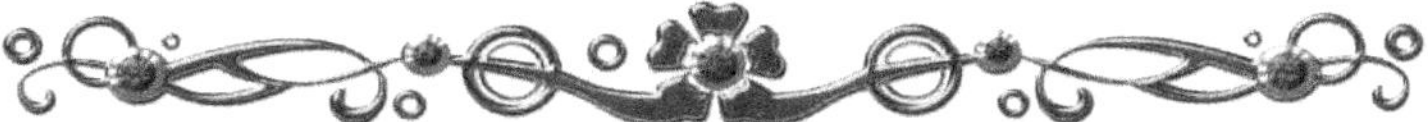

"Não existe revelação mais nítida da alma de uma sociedade do que a forma como esta trata as suas crianças."

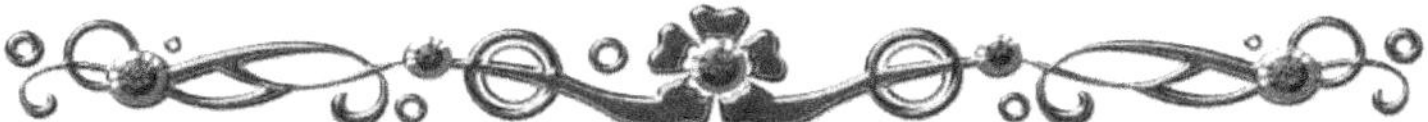

"Eu aprendi que a coragem não é a ausência de medo, mas o triunfo sobre ele. O homem corajoso não é aquele que não sente medo, mas aquele que conquista por cima do medo."

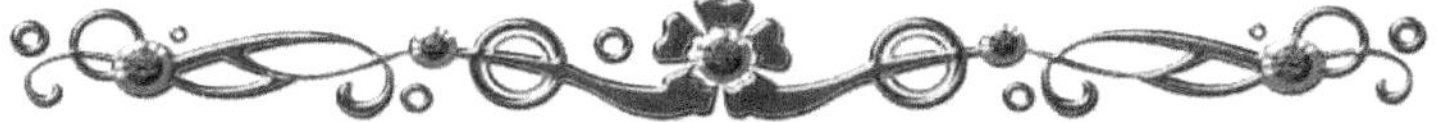

"Devemos usar o tempo sensatamente e entender que o momento é sempre adequado para se fazer o bem."

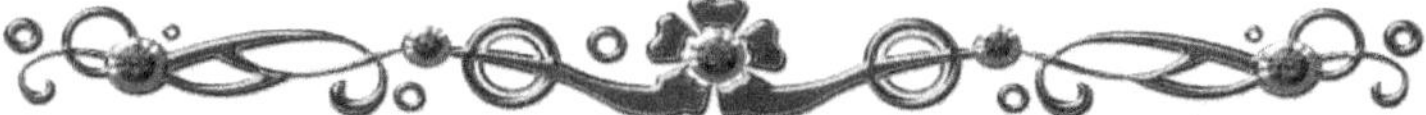

"A bondade do homem pode ser escondida, mas nunca extinta."

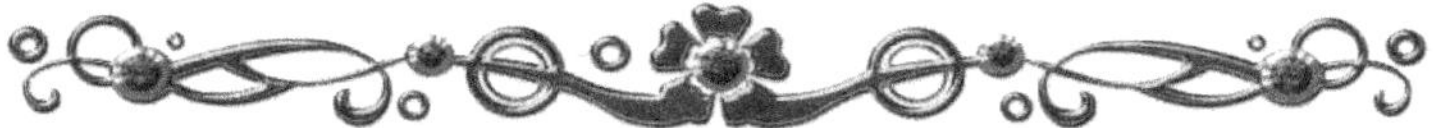

"A prioridade é sermos honestos conosco. Nunca poderemos ter um impacto na sociedade se não nos mudarmos primeiro. Os grandes pacificadores são todos gente de grande integridade e honestidade mas, também, de humildade."

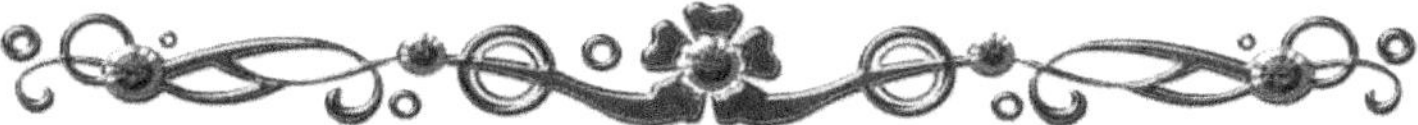

"É aquilo que fazemos do que temos, e não o que nos foi dado, que distingue uma pessoa de outra."

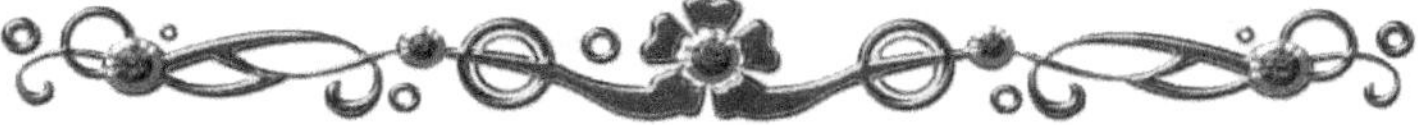

"Quando penso no passado, no tipo de coisas que me fizeram, sinto-me furioso, mas, mais uma vez, isso é apenas um sentimento. O cérebro sempre domina e diz-me: tens um tempo limitado de estada na Terra e deves tentar usar esse período para transformar o teu país naquilo que desejas."

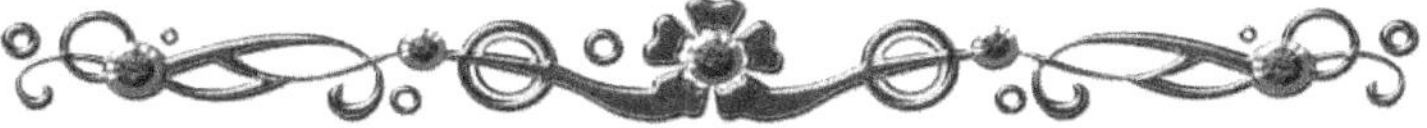

"Ninguém nasce a odiar outra pessoa devido à cor da sua pele, ao seu passado ou religião. As pessoas aprendem a odiar, e, se o podem fazer, também podem ser ensinadas a amar, porque o amor é mais natural no coração humano do que o seu oposto."

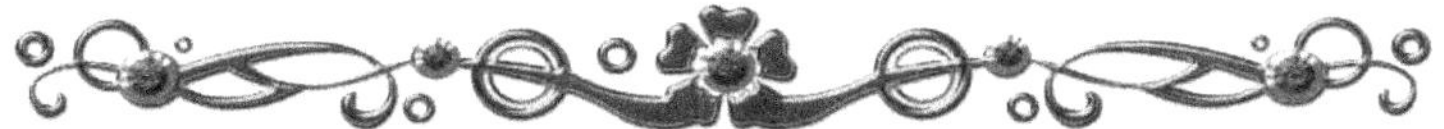

"Ser pela liberdade não é apenas tirar as correntes de alguém, mas viver de forma que respeite e melhore a liberdade dos outros."

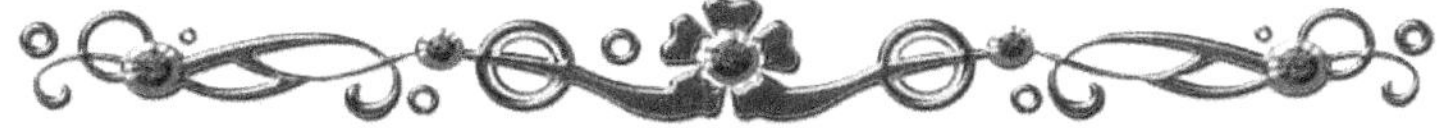

"Todos nos sentimos no topo do mundo. Essa foi a justificativa para os sacrifícios que têm sido feitos por nosso povo desde a chegada dos brancos neste país em 1652."

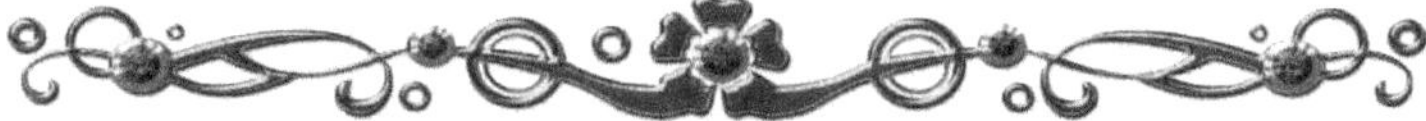

"Somente homens livres podem negociar; prisioneiros não podem fazer acordos. Sua liberdade e a minha não podem ser separadas."

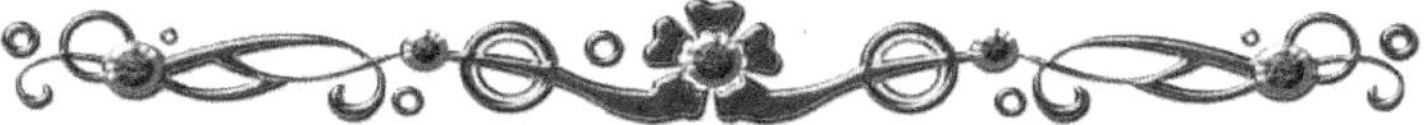

"Eu odeio o racismo, pois o considero uma coisa selvagem, venha ele de um negro ou de um branco."

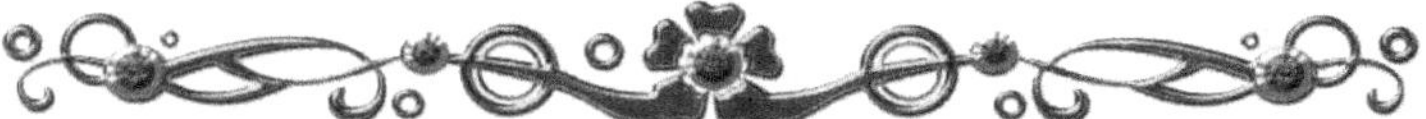

"Quando deixamos nossa luz própria brilhar, inconscientemente damos às outras pessoas permissão para fazer o mesmo."

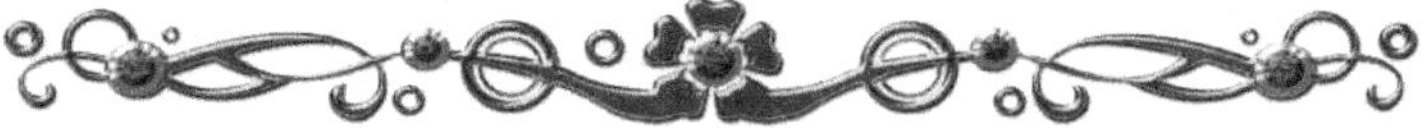

"O dinheiro não vai gerar o sucesso, a liberdade para gerá-lo o fará."

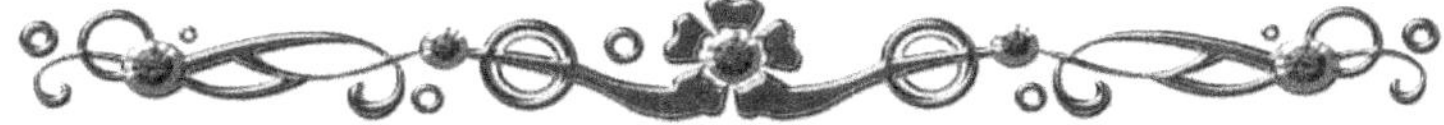

"Uma boa cabeça e um bom coração são sempre uma formidável combinação."

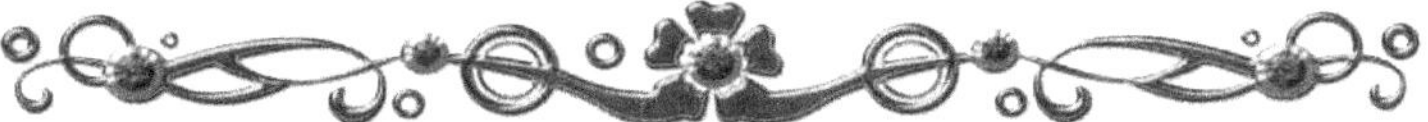

"Quando somos libertados de nossos medos, nossa presença automaticamente liberta a outros."

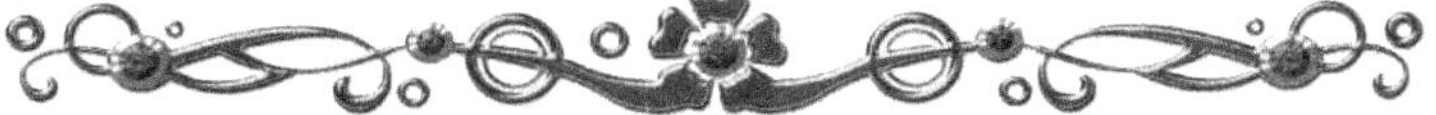

"A maior glória em viver não está em jamais cair, mas em nos levantar cada vez que caímos."

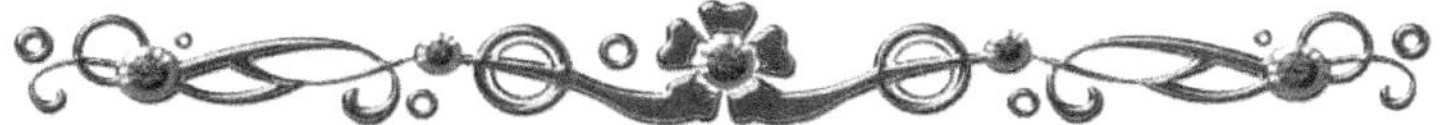

"Sempre parece impossível até que seja feito."

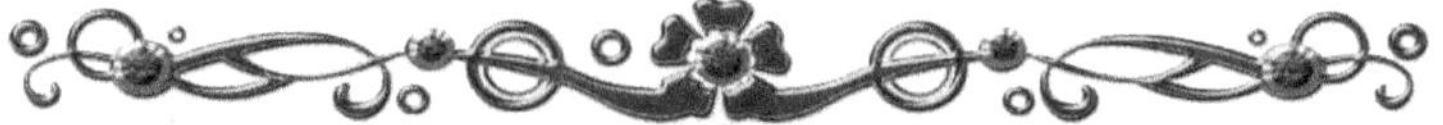

"Democracia com fome, sem educação e saúde para a maioria, é uma concha vazia."

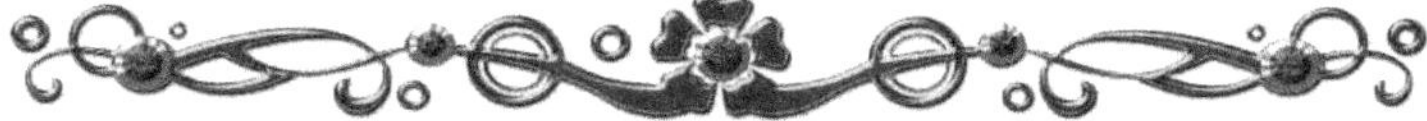

Jean-Paul Sartre

Jean-Paul Sartre (1905-1980) nasceu em Paris, França, no dia 21 de junho de 1905. Filho de Jean Baptiste Marie Eymard Sartre, oficial da Marinha Francesa e de Anne-Marie Sartre, ficou órfão de pai com dois anos de idade. Em 1907, muda-se com sua mãe para Meudon, para a casa de seus avós maternos. Em 1911, muda-se com a família para Paris e ingressa no Liceu Henri IV.

Em 1916, com o casamento de sua mãe, considerado por Sartre como traição, foi obrigado a mudar-se para La Rochelle, onde estudou no Liceu La Rochelle. Em 1920 regressa a Paris. Em 1924 ingressa na Escola Normal Superior de Paris. Onde conhece sua futura companheira a escritora Simone de Beauvoir. Em 1929, conclui a graduação.

Em 1931, Sartre é nomeado professor de filosofia em Havre. Nessa época, escreveu o romance, "A Lenda da Verdade", que não foi aceito pelos editores. Em 1933, interrompe sua carreira após receber uma bolsa de estudos que lhe permitiu estudar na Alemanha no Instituto Francês de Berlim, quando entrou em contato com a filosofia de Husserl e de Heidegger.

Em 1938, Sartre publicou "A Náusea", romance que pretendia divulgar os princípios do existencialismo e que lhe proporcionou certa notoriedade, ao mesmo tempo em que se afirmava como um símbolo do movimento filosófico. Escrita em forma de diário, a obra descreve a repulsa sentida pelo protagonista ao tomar consciência do próprio corpo. Em 1940, é convocado pelo Exército francês para servir na Segunda Guerra Mundial. Feito prisioneiro dos alemães, é solto em 1941 quando retorna para a França.

O Existencialismo de Sartre

Jean-Paul Sartre foi o expoente máximo do "existencialismo" – corrente filosófica que prega a liberdade individual do ser humano. O existencialismo nasceu com o filósofo dinamarquês Soren Kieekegaard (1831-1855) que combatia a filosofia especulativa.

Em 1943, Sartre publicou "O Ser e o Nada" (1943), seu trabalho filosófico mais conhecido, onde formulou seus pressupostos filosóficos que determinou o pensamento e a posição essencial da geração de intelectuais do pós-guerra. Sartre vinculou a filosofia existencial ao marxismo e à psicanálise.

Para Sartre, **"estamos condenados a ser livres"** - essa é a sua sentença para a humanidade, uma vez que a **"existência precede a essência"**, ou seja, não nascemos com uma função pré-definida. Para ele, a consciência coloca o homem diante da possibilidade de escolher o que ele será, pois essa é a condição da liberdade humana. Escolhendo a sua ação, o homem escolhe a si mesmo, mas não escolhe a sua existência.

Para Sartre, a má-fé do homem seria mentir para si mesmo, tentando se convencer de que não é livre. O problema surge quando seus projetos pessoais entram em conflito com o projeto de vida dos outros. Eles, os outros tiram parte da sua autonomia, por isso, as escolhas devem ser pensadas, uma vez que vão definir a existência de cada um. Ao mesmo tempo, é pelo olhar do outro que reconhecemos a nos mesmos – daí a origem da célebre frase de Sartre: **"O inferno são os outros"**.

Atividades Políticas de Sartre

Comprometido durante toda a vida com a política, em 1945, Sartre abandonou o ensino para se dedicar a escrever. Em colaboração com Reymond Aron, Maurice Merleau-Ponty e Simone De Beauvoir, fundou o periódico político-literário "Les Temps Modernes", uma das revistas de pensamento de esquerda, mais influentes do pós-guerra.

Em 1952, Jean-Paul Sartre filiou-se ao Partido Comunista. Em 1956, em protesto pela entrada de tanques soviéticos em Budapeste, Sartre abandona o Partido Comunista. Nesse mesmo ano, escreve um longo artigo em seu periódico, intitulado "O Fantasma de Stalin", que condenou tanto a intervenção soviética quanto a submissão do Partido Comunista Francês aos ditames de Moscou.

Últimos Anos de Sartre

Em 1960, Sartre escreveu sua última obra filosófica "Crítica da Razão Dialética". Em 1964, renunciou o Prêmio Nobel de Literatura por repudiar a atenção pública a sua pessoa. Em maio de 1968 apoiou a rebelião estudantil que ajudou a derrubar o governo conservador francês. Em 1972, assumiu a direção do jornal esquerdista "Libértation".

Além de tratados filosóficos, Sartre escreveu vários romances de sucesso, como "O Muro" (1939), dramas como "As Moscas" (1949), ensaios sobre arte e política, como "Situações", obra em dez volumes, redigida entre 1947 e 1976, além de peças como "Entre Quatro Paredes" (1944) e "O Diabo e o Bom Deus" (1951.

Jean-Paul Charles Aymard Sartre, que ficou cego em seus últimos anos de vida, morreu em Paris, França, no dia 15 de abril de 1980. Seus restos mortais foram sepultados no Cemitério de Montparnasse, onde posteriormente foi sepultada sua companheira Simone de Beauvoir.

"Um amor, uma carreira, uma revolução: outras tantas coisas que se começam sem saber como acabarão."

"Não importa o que fizeram de mim, o que importa é o que eu faço com o que fizeram de mim."

"A violência, seja qual for a maneira como ela se manifesta, é sempre uma derrota."

"O homem verdadeiramente livre apenas quer o que pode e faz o que lhe agrada."

"Sou escravo pelos meus vícios e livre pelos meus remorsos."

“Não há nada que esteja menos sob o nosso domínio que
o coração, e, longe de podermos comandá-lo, somos
forçados a obedecer-lhe.”

“As boas ações elevam o espírito e predispõem-no a
praticar outras.”

“Para saber uma verdade qualquer a meu respeito, é
preciso que eu passe pelo outro.”

“O homem não é nada mais do que aquilo que faz a si
próprio.”

"A experiência mostra que os homens vão sempre para baixo, que é preciso corpos sólidos para os conter."

"Nasci para satisfazer a grande necessidade que eu tinha de mim mesmo."

"Detesto as vítimas quando elas respeitam os seus carrascos."

"Por mim, creio que estamos mortos há muito tempo: morremos no exato momento em que deixamos de ser úteis."

"É sempre fácil obedecer, se se sonha comandar."

"Basta que um homem odeie outro para que o ódio ganhe
pouco a pouco a humanidade inteira."

"O homem tem de se inventar todos os dias."

"Nunca se é homem enquanto não se encontra alguma
coisa pela qual se estaria disposto a morrer."

"Um homem não pode ser mais homem do que os outros,
porque a liberdade é igualmente infinita em todos."

"Quando muitos homens estão juntos, é preciso separá-
los pelos ritos, senão matam-se uns aos outros."

"A desordem é o melhor servidor da ordem estabelecida."

"Todos os homens têm medo. Quem não tem medo não é
normal; isso nada tem a ver com a coragem."

"Não fazemos aquilo que queremos e, no entanto, somos
responsáveis por aquilo que somos."

“O homem não é a soma do que tem, mas a totalidade do
que ainda não tem, do que poderia ter.”

“Nunca julgamos aqueles a quem amamos.”

“O importante não é aquilo que fazem de nós, mas o que
nós mesmos fazemos do que os outros fizeram de nós.”

“O desejo exprime-se por uma carícia, tal como o
pensamento pela linguagem.”

"A imaginação é como um braço extra, com o qual você pode agarrar coisas que de outra forma não estariam ao seu alcance."

"Sonhar em teoria, é viver um pouco, mas viver sonhando é não existir."

"Todos os meios são bons quando são eficazes."

"É pelo homem que há valores no mundo."

"A pior coisa do mal é nos acostumarmos a ele."

"A consciência só pode existir de uma maneira, e é tendo consciência de que existe."

"Não se é escritor por ter escolhido dizer certas coisas, mas sim pela forma como as dizemos."

"O mundo poderia existir muito bem sem a literatura, e inclusive melhor sem o homem."

"Quem é autêntico, assume a responsabilidade por ser o que é e se reconhece livre de ser o que é."

"Os covardes são os que se encobrem sob as normas."

"Quando os ricos fazem a guerra, são sempre os pobres
que morrem."

Se você sente tédio quando está sozinho é porque está
em péssima companhia.

"Inclusive o passado pode modificar-se; os historiadores
não param de demonstrá-lo."

"O homem está condenado a ser livre."

Masaharu Taniguchi

Masaharu Taniguchi nasceu em Kobe (Japão), em 1893.
Em 1911 entrou na Universidade de Waseda, em Tóquio,
para estudar literatura inglesa. Desde jovem também se
interessava por filosofia e religiões, ocidentais e orientais.
Largou a universidade, por acreditar ser injusto a grande
maioria da população trabalhar de forma desgastante e
sofrida, enquanto ele estaria estudando para ser alguém
na vida.

Em 1929, Taniguchi afirmou ter recebido uma revelação divina, que o deu a missão de levar ao mundo uma nova doutrina, compilada no livro "A verdade da vida".

Nesse livro, Taniguchi escreveu sobre como a vida pode ter harmonia e alegria, com autoconhecimento e reconhecido dos bons aspectos interiores de cada um. O mundo ao nosso redor é reflexo de nossa mente, dizia.

Foi em 1930 que Taniguchi fundou a Seicho-No-Ie, com a publicação de uma revista com o mesmo nome, que tentava explicar ao mundo as revelações que recebia. Dois anos depois publicou a sua primeira obra, "A verdade da vida".

Pouco tempo depois, em 1935, o Ministério da Cultura Japonês classificou o Seicho-No-Ie como religião. Embora não fosse essa a intenção de Taniguchi, esse reconhecimento foi fundamental para a sobrevivência da Seicho-No-Ie durante a Segunda Guerra.

A partir de 1962 Taniguchi realizou várias viagens pela Europa e Américas, a fim de divulgar seu trabalho e também as revelações que tinha.

Masaharu Taniguchi faleceu em Nagasaki, em 1985.

Não há satisfação maior do que aquela que sentimos
quando proporcionamos alegria aos outros.

A felicidade repartida com o próximo dura para sempre.

Todos os acontecimentos são ótimas oportunidades para
a evolução.

"Cada dia é uma nova vida, uma nova experiência."

Cada experiência é um degrau para o progresso da alma. Não fique preso ao passado. Você está, agora, diante de uma nova experiência. Dedique-se a ela de corpo e alma, e verá surgir o próximo degrau de evolução.

Quer melhorar seu destino? Use boas palavras.

Devemos reconhecer a importância das palavras e construir uma vida luminosa e feliz, proferindo sempre boas palavras. Somente o ser humano consegue usar livremente as palavras e criar o enredo da "peça teatral" a ser encenada no palco da expressão, que é o mundo fenomênico. Portanto, devemos ter o cuidado de escrever bons enredos.

" AMAR É VER SOMENTE O LADO POSITIVO DA PESSOA "

Veja somente o lado positivo das pessoas. Quem vê apenas o lado negativo dos outros cria um inferno para si próprio. Todas as pessoas têm o lado positivo e o negativo, possuem qualidades e defeitos.
E, quando reparamos nos defeitos, estes parecem manifestar-se de modo mais acentuado.

Acalente sonhos. Seu futuro está em suas mãos.

O que parece dificuldade é um degrau para o sucesso.

A aparente dificuldade é um degrau para o sucesso. Não devemos desanimar diante de uma situação difícil. Pelo contrário, devemos aproveitá-la de modo a aprender lições valiosas, pois só assim podemos evoluir. Em vez de esmorecer diante das dificuldades, vamos superá-las resolutamente e levemos avante a nossa vida com ânimo e atitude positiva.

" O SER HUMANO SE TORNA AQUILO QUE JULGA
SER "

As pessoas podem tornar-se aquilo que imaginam ser.
Quem se julga insignificante só poderá ser insignificante.
Quem tem a convicção "Hei de ser um grande
personagem" tornar-se-á realmente um grande
personagem. Mas nada adianta ter essa convicção se
levar uma vida ociosa. É preciso esforçar-se
concretamente para alcançar o objetivo.

As oportunidades parecem vir repentinamente de fora,
mas, na realidade, somos nós quem as criamos e as
fazemos acontecer. Existe um ditado antigo: "Ocorrem
situações auspiciosas na casa onde há virtudes
acumuladas". Quem sempre dedica amor ao próximo e
trabalha para dar alegria aos semelhantes terá
naturalmente oportunidades que lhe trarão muita alegria.

" A CONDUTA DO OUTRO É REFLEXO DE NOSSA
PRÓPRIA MENTE "

A maioria das pessoas pensam que os fatores externos

são as causas de suas infelicidades ou dificuldades, e se queixa: "Fulano é que causou isso; Sicrano é o culpado disso". Na verdade, a atitude dos outros é reflexo da mente da própria pessoa.
Vemos nos outros a imagem refletida de nossa atitude mental. O mundo fenomênico é uma manifestação da mente.

O Universo está repleto da Sabedoria infinita de Deus. Quem deseja prosperar deve sintonizar com as idéias que tornam o homem feliz, repletas no universo. Para isso, cada um deve despertar dentro de si o desejo de tornar feliz o próximo.

A riqueza é a concretização das idéias que tornam as pessoas felizes.

Expresse gratidão com palavras e atitudes. Sua vida mudará muito de modo positivo.

Mesmo em meio a uma grande luz pode existir alguma sombra. Até o sol tem manchas

Mesmo em meio a uma grande luz pode existir alguma sombra. Até o sol tem manchas

Não se pode colher nada antes que amadureça. A fruta colhida verde é azeda ou amarga e não faz bem à saúde.

Não é preciso ter pressa. A impaciência acelera o envelhecimento, eleva a pressão arterial e apressa a morte. Tudo chega a seu tempo.

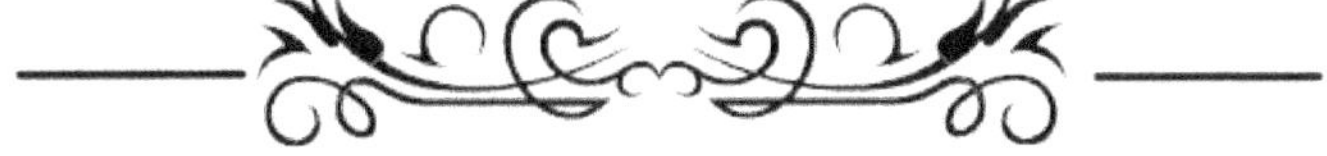

Quando alguém tenta realizar algo antes do momento propício, com certeza provoca uma situação incômoda e acaba prejudicando a si próprio ou a outras pessoas.

Quem vive proferindo palavras negativas acaba atraindo coisas e fatos que ele teme.

O ato de enaltecer os outros resulta no enaltecimento de si próprio.

O pão dos que acreditam nisso será inesgotável; mas o pão dos que os consideram proveniente de outras pessoas será limitado.

Há fatores que causam infelicidade também em pessoas honestas e corretas, como por exemplo o temperamento sombrio e sempre preocupado, ou o habito de criticar os defeitos alheio. São pequenas coisas que se tornam grande quando pesadas no coração. É claro que a honestidade e a conduta correta jamais causam infelicidade. Porém não basta ser honesto e correto. Mais do que isso, é preciso ser amoroso e generoso. Dificilmente haverá harmonia em torno de uma pessoa que critica tudo que não seja do seu agrado. Saber aceitar é saber viver.

Quando uma pessoa correta se torna infeliz, a causa não está na sua honestidade, e sim na mentalidade crítica e estreita.

O PODER DA IMAGINAÇÃO É MAIS FORTE QUE O DA VONTADE

Geralmente os doentes pensam: "Quero ficar curado", mas existem muitas
pessoas que não conseguem a cura. Por outro lado, há

pessoas que se curam até
mesmo com remédios falsos ou estragados quando os
utilizam com a fé de que
"serão curados com esse remédio". Coué observou com
atenção este
fato. Percebeu que o "quero ficar curado" é a vontade, e o
"serei curado" é a fé ou o poder da imaginação. A
"vontade"
sozinha não consegue concretizar o desejo de ser curado,
mas a "fé"
ou a "imaginação" de quando se diz: "Serei curado"
concretiza a cura. Coué descobriu que a coisa almejada
não se concretiza quando
a "vontade" e o "poder da imaginação" estão divorciados.
A
tentativa de dominar pela força da vontade um
pensamento contrário, só servirá
para aumentar e fortalecer ainda mais o pensamento que
se deseja dominar.

As pessoas à sua volta são espelhos que refletem seus
pensamentos...

Com o tempo torna-se clara à distinção entre o falso e o verdadeiro...

"Não é preciso ter pressa. A impaciência acelera o envelhecimento, eleva a pressão arterial e apressa a morte. Tudo chega a seu tempo.
Não se pode colher nada antes que amadureça. A fruta colhida verde é azeda ou amarga e não faz bem à saúde.
Quando alguém tenta realizar algo antes do momento propício, com certeza provoca uma situação incômoda e acaba prejudicando a si próprio ou a outras pessoas."

Se você quer ser feliz, não case, mas se você quiser fazer o outro feliz, case.

Se mantivermos a mente voltada somente para o lado POSITIVO, as ondas de nossa MENTE serão sintonizadas de modo a captar e receber somente coisas BOAS.

O rico pobre e o pobre rico.

Quem sempre vê a beleza do céu e da terra, vive num paraíso. É rico aquele que encontra beleza numa simples grama do jardim, no trinado de uma pequena ave, na nuvem branca que flutua no céu. Quem possui mais dinheiro do que pode gastar e deseja aumentá-lo, mesmo sem saber onde empregar tal soma, não é mais que um simples colecionador de dinheiro. Não devemos simplesmente acumular, como as formigas. Receber verdadeiramente é saber saborear o que se recebe. Não importa quanto possui; se não sabe como saborear, não está recebendo verdadeiramente e, assim, será pobre. Mesmo que você possua escassas posses monetárias, se sabe saborear plenamente a beleza, o valor e a perfeição existentes em todas as coisas, você é rico.

Temores e incertezas são problemas mentais.

Projetar incertezas e temores e, em suma projetar problemas mentais, não sendo questões inerentes aos fatos do mundo exterior em si. A origem das incertezas e dos temores são ausência de uma fé verdadeira e a desconfiança. Surgem os temores e as preocupações quando desconhecemos a verdade de que, no mundo criado por Deus, não acontece nada mau; que aquilo que parece ser mal é afinal um rebento, um botão, de algo bom. E, que neste mundo não existe ninguém que seja mau; que, se alguém parece ser mau, isso nada mais é que reflexo da nossa própria mente e que, mudando a nossa mentalidade, ele se tornará bom com certeza. Portanto, se, ao contrário, acreditarmos que neste mundo não existe o mal, desapareceram naturalmente os temores e as incertezas. Podemos dizer, em última análise, que surgem o temor e a incerteza devido à ausência de fé. Se atingirmos a verdadeira fé, Desapareceram naturalmente as preocupações e os temores.

"Manifeste o amor a todas as coisas!
A verdadeira e correta fé é aquela que proporciona tranquilidade à alma dos homens. Enquanto permanecermos intransigentes no intuito de combater o mal, acusando o próximo e negando-lhe o perdão, não conseguiremos manter nossa própria paz espiritual."

REFERENCIAS BIBLIOGRÁFICAS

E biografias